Ravi Roy
Carola Lage-Roy

HOMÖOPATHISCHER RATGEBER

Geburt

Lage & Roy

Widmung

Dieses Buch widme ich meinem Mann Ravi, meiner Mutter Gabriele und meinen Kindern Jakob und Jonas, die mir bei meinen Geburten den Raum gegeben haben, der ein Gefühl der Sicherheit, Liebe und des Vertrauens entstehen ließ.

Danksagung

Wir danken ganz herzlich den Hebammen Janina Rall und Irmgard Müller-Cain für die Überarbeitung und Korrektur des Manuskripts und ihre wertvollen Anregungen.
Monika Ott danken wir für das Korrekturlesen.

Impressum »Homöopathischer Ratgeber«
Nr. 8 Geburt

Homöopathieseminare und Buchversand
Breite 2, 82418 Murnau
Tel.: 0 88 41 - 44 55, Fax: 0 88 41 - 42 98
e-mail: verlag@lage-roy.de
www.lage-roy.de

Druck: Druck & Medien Späthling, Weißenstadt

1. Auflage: 1989
2. erweiterte Auflage: 1992
3. Auflage: 1995
völlig neu überarbeitet und erweitert: November 2000

Grammatikalische Grundlage ist die durch den Volksmund gewachsene deutsche Sprache, ohne Berücksichtigung der neuen Rechtschreibreform.

ISSN: 0941-4843 ISBN: 3-929108-08-9

Inhalt

VORWORT

Was hat uns als nicht hauptberufliche Geburtshelfer veranlaßt, einen homöopathischen Ratgeber zum Thema Geburt zu schreiben?
Als ich unser erstes Kind erwartete, kam für mich nur eine Hausgeburt in Frage. Die Geburt verlief wunderbar bis die Preßwehen einsetzten, und ich der Hebamme sagte, das Kind wolle nun kommen. Die Hebamme meinte, daß noch eine Kleinigkeit fehle, bis der Muttermund ganz eröffnet sei. Ich solle die Wehen erstmal weghecheln. Diesem starken Drang nach unten entgegen zu wirken, kostete mich eine wahnsinnige Kraft. Das Ganze kam mir extrem naturwidrig vor. Als sich der Muttermund nach kürzester Zeit ganz geöffnet hatte, waren die Preßwehen restlos weg und ich war völlig erschöpft. Nach Meinung der Hebamme sollte das Kind nun geboren werden und sie wollte mir ein wehenförderndes Medikament spritzen. Doch das wollte ich nicht.
Mein Mann gab mir zwei Globuli Caulophyllum C 200, und die Preßwehen setzten prombt wieder ein. Nach zwei Wehen war unser Sohn geboren.
Aus der Sicht der Hebamme war es eine traumhaft harmonische Geburt. Ich jedoch beschloß, mich nur noch von meiner inneren Eingebung leiten zu lassen. Wer kann das Richtige besser beurteilen, als die betroffene Frau? Durch die unschätzbar wertvollen Erfahrungen meiner Mutter und die Geborgenheit meiner Familie wurden die beiden nächsten Geburten zu einem wunderschönen, beglückendem Geschenk.
Von diesem Erlebnis an, war meine Liebe für einen natürlichen Geburtsverlauf geweckt. Ich hatte das Glück, etwa zehn Hausgeburten und eine Klinikgeburt homöopathisch unterstützen zu dürfen. Telefonisch betreuten mein Mann und ich ca. 30 Geburten homöopathisch. Ferner haben wir zahlreiche individuelle Geburtsvorbereitungen durchgeführt.
Aus der Quintessenz all dieser Erfahrungen ist dann dieser Ratgeber entstanden. Wir möchten Sie nicht dazu auffordern, ohne Hebamme zu gebären, aber wir möchten Sie ermutigen,

niemandem mehr Glauben zu schenken als dem eigenen Instinkt. Die innere Stimme ist bei der Geburt unüberhörbar laut.
Wir haben als Frauen leichter Zugang zu unseren Gefühlen und müssen lernen, ihnen in dieser hoch-technisierten Welt wieder den Raum zu verschaffen, der ihnen gebürt. Nur dadurch werden wir für unsere Kinder und unsere Familie einen Weg finden, der sie sicher durch den Dschungel der lebensfeindlichen Einflüsse unserer heutigen Welt geleitet.

GRUNDSÄTZLICHES ZU BEACHTEN

Voraussetzungen für die homöopathische Behandlung

- Sie können die Homöopathie nur so weit für sich nützlich machen, wie Sie sich intensiv mit ihr beschäftigen.
- Eine Diagnose bzw. die Festlegung des Zustandes ist für eine gezielte und erfolgreiche homöopathische Therapie unentbehrlich.
- Im Ernstfall rufen Sie unverzüglich Ihren Frauenarzt oder Geburtshelfer an.
- Das Anfängerglück in der Homöopathie sollte Sie anspornen, noch gründlicher zu werden!

Was ist bei einer Verschlimmerung zu tun?

- Verstärkt das Mittel die Symptome, so dürfen Sie das Mittel nicht mehr wiederholen.

GEBURTSVORBEREITUNG

Haus- oder Klinikgeburt?

Bei der Geburt werden wie kaum zu einem anderen Zeitpunkt die gesellschaftlichen Zwänge, das Maß an individueller Freiheit und die Wertschätzung von Menschenleben einer Kultur sichtbar.
Im Vergleich zu natürlich gebliebenen Kulturen werden in der modernen Zivilisation sterbende Menschen und gebärende Frauen einer hochentwickelten Technik in steriler Atmosphäre überlassen. In einer solch leb- und lieblosen Umgebung ein Kind zur Welt zu bringen, erhöht die Gefahr von Komplikationen und die Säuglingssterblichkeitsrate. Statistisch kamen 1979 in der BRD 13,5 Todesfälle auf 1000 Klinik-Geburten, jedoch nur 0,45 Todgeburten auf 1000 Haus-Geburten im Jahr 1998. Dagegen hatte Holland 1979 – obwohl es die höchste Hausgeburtenrate (34 %) in den Industrieländern hat – nach Schweden die niedrigste Säuglingssterblichkeit der Welt: 8,5 Todesfälle auf 1000 Geburten.

Zurückzuführen ist dies in nicht geringem Maße darauf, daß sich in den Kliniken beider Länder die sanfte Geburt nach Leboyer weitgehend durchgesetzt hat. Nach der Geburt gewährt die Hebamme der Familie genügend Zeit, um die Freude über das Neugeborene in familiärer Atmosphäre zu geniessen. Sogar Geschwister dürfen bei der Entbindung anwesend sein.

Je mehr dem Geburtsvorgang von seiner Natürlichkeit genommen wird, wie es bei uns in den Kliniken im Gegensatz zu Hausgeburten immer noch der Fall ist, desto größer ist die Gefahr von Komplikationen und Geburtsschäden. Durch Hausgeburten werden Infektionen vermieden. Durch die übermäßige Anwendung von Antibiotika in den Kliniken haben sich dort resistente Erreger entwickeln können.

Die statistisch höhere Säuglingssterblichkeit in den Kliniken ist auch auf die künstliche Geburtseinleitung durch das Wehenmittel Oxytocin zurückzuführen.

Doch längst sind diese Fakten ins Bewußtsein der Öffentlichkeit gedrungen. Der Wunsch nach einer natürlichen Geburt setzt sich unter den Frauen immer mehr durch, und an ihnen liegt es, ihre Vorstellungen zu verwirklichen. Viel ist machbar, wenn sich die Frauen vorher richtig informieren und beharrlich auf der Realisierung ihrer Wünsche bestehen.

Die geistige Einstellung

Eine Frau befindet sich in der Schwangerschaft in einem hochsensiblen Zustand. Jede äußere Störung ihres inneren Gleichgewichts kann große Auswirkungen gerade auch auf der körperlichen Ebene haben. Empfindungen und Emotionen, wie Schreck, Kummer, Ärger, Angst, ja sogar Freude, können eine erschöpfte, schwangere Frau in einen schlimmen Zustand bringen.
Deshalb ist es für jede Schwangere außerordentlich wichtig, in einer verständnisvollen Atmosphäre zu leben. Auch für den jeweiligen Behandler sollten Nachsichtigkeit gegenüber der schwangeren Frau, Harmonie und Friedfertigkeit oberste Maxime sein. Nicht selten hat bei selbst scheinbar hoffnungslosen Fällen Gottvertrauen wesentlich zur Heilung beigetragen.
Die Gebärende, die sich weder seelisch noch körperlich auf die Geburt vorbereitet hat, kann von den Wehen (Wellen) überwältigt und zum Spielball der Schöpfungsgewalten werden. Es ist also von immenser Bedeutung, das Schiff (den Körper) gut auf diesen Sturm vorzubereiten. Wenn die Frau alles Menschenmögliche getan hat und den Rest dem „großen Kapitän“ überläßt, wird die Geburt zu einem wunderschönen Erlebnis, zu einer durchbruchartigen, beglückenden Erfahrung, die alles bisher Erlebte in den Schatten stellt.
Das Fest der Geburt wird immer noch von vielen falschen Vorstellungen überschattet.
Die Frau kann schmerzhafte Wehen leichter ertragen, wenn sie weiß, daß diese Schmerzen nicht krankhaft, sondern wichtig für die Dehnung des Geburtskanals sind. Es kommt neben der richtigen Vorbereitung darauf an, wie die Frau mit den Schmerzen umgeht und ob sie glaubt, unbedingt leiden zu müssen. Bei Frauen, die sehr in das Gedankenmuster des Leidertragens ver-

wickelt sind, wird die Geburt zu einer Bestätigung dieses Musters werden. Dieses Leidensmuster könnte dann – "fatalerweise" – von vornherein die Beziehung zu dem neugeborenen Kind prägen. Umgekehrt zeugt es von kindlicher Naivität, mit zu großer Euphorie in eine Geburt zu gehen. Dann gibt es Frauen, die alles perfekt machen möchten. Sie haben alles vorausgeplant und lassen nichts Unvorhergesehenes zu. Hier besteht die Gefahr, am eigenen Ehrgeiz und Perfektionismus Schiffbruch zu erleiden. Denn eine Geburt läßt sich nicht vorausplanen. Es kommt immer anders, als man denkt! Wichtig ist, daß die Frau sich voll dem Fluß dieses Ereignisses anvertraut.

In Indien lernten wir eine Frau kennen, die ihr siebtes Kind ganz alleine zur Welt gebracht hatte. Auf unsere erstaunte Frage, wie sie das gemacht hätte, antwortete sie: "Ich war nicht allein. Gott war bei mir!“

Die richtige Ernährung

Neben der seelischen trägt die körperliche Vorbereitung mit zu einer sanften Geburt bei.

Die Wichtigkeit der richtigen Ernährung vor der Geburt kann gar nicht genügend betont werden. Der körperliche Zustand der Frau während der Schwangerschaft und in der Stunde der Geburt entscheidet in hohem Maße über den gesamten Geburtsverlauf. Mit dem Wissen um die richtige Ernährung stehen der Frau große Möglichkeiten zur Verfügung, die Geburt nach ihren Vorstellungen zu steuern, vorausgesetzt, sie nimmt rechtzeitig das Steuer in die Hand. Im Moment der Geburt jedenfalls, wenn der Sturm schon tobt, ist es meist zu spät.

Wenn die Schwangere bis zum Geburtstermin eine normale fleischhaltige Hausmannskost oder eine an Getreide und Milchprodukten reiche Vollwerternährung zu sich nimmt, die den Säurespiegel des Körpers anhebt, wird die Geburt um ein Vielfaches erschwert. Wenn die Frau allgemein das Gefühl hat, sehr übersäuert zu sein, dann ist folgende *Reinigungskur mit Sauerkrautsaft* zu empfehlen:

Reinigungskur mit Sauerkrautsaft

Trinken Sie morgens auf nüchternen Magen ein halbes Glas Sauerkrautsaft oder mehr je nach Wunsch kalt oder warm. Trinken Sie später soviel mehr wie es Ihr Körper verlangt. Nehmen Sie während der Kur kein Frühstück zu sich, sondern essen Sie erst gegen Mittag. Die Kur sollte solange durchgeführt werden, bis Sie morgens keinen schlechten Mundgeschmack verspüren.Wenn Sie keinen Sauerkrautsaft mögen, stehen Ihnen zur Entsäuerung andere saure Getränke zur Verfügung: sehr dünne Buttermilch, saurer Brottrunk und andere milchsauer vergorene Getränke, sowie Zitronensaft. Erst ein paar Stunden danach darf feste Nahrung verzehrt werden.

Man hat im Westen beobachtet, daß Frauen, die sich fleischlos ernähren, leichtere Geburten als Nichtvegetarierinnen haben. Das liegt zum einen daran, daß der Kopfumfang bei Kindern von Vegetarierinnen einige Zentimeter kleiner ist, zum anderen an der geringen Belastung des Gewebes durch Toxine. Durch die Toxine werden Schmerzen wesentlich schlechter vertragen. Diese wissenschaftlichen Untersuchungen decken sich mit den Verhältnissen in Indien, wo sich die meisten Menschen vegetarisch ernähren.

Die Ernährung vor der Geburt

- ab der 36. Woche leicht und wenig essen
- besser zwei als drei Mahlzeiten, viel Gemüse und Obst
- wenig Kohlenhydrate und Eiweiß
- Fleisch, Alkohol, Kaffee, schwarzen Tee und starke Gewürze meiden
- den Verzehr von Zwiebeln, Eiern und Süßigkeiten reduzieren.

Bei der Geburt muß die Frau tatsächlich eine Hochleistung erbringen. Nur handelt es sich nicht um eine Sportdisziplin oder einen Kampf, sondern um einen Akt der Hingabe. Die folgende Geschichte von Sri Ramakrishna gibt uns einen tiefen Einblick in die Naturgesetze.

»Es war ein Ringkampf angesagt. Einer der Ringkämpfer war ein massiver Bursche. Er machte seine anstrengenden Körperübungen bis zum Tag des Kampfes und aß entsprechend viel deftige Kost (Getreide, Fleisch, Eier, Milch). Der andere war zwar kräftig gebaut, aber nicht dick und hatte seinen Glauben fest in Gott verankert. Er aß wenig, nur Obst und Gemüse, am letzten Tag fastete er ganz und sammelte seine Kräfte in der Stille für den Kampf. Als sich die beiden unterschiedlichen Kämpfer im Ring trafen, waren die Zuschauer von der äußeren Erscheinung des Muskelprotzes überwältigt. Trotz allem saß der andere Ringkämpfer ganz ruhig in sich gekehrt da und strahlte etwas sehr Überzeugendes und Vitales aus. Der Ringkampf dauerte nicht lange, schnell war der Muskelprotz besiegt.«

Fasten

Alte, erfahrene Hebammen raten Frauen, die den errechneten Geburtstermin überschritten haben, einfach zu fasten. Dadurch stellt sich der Körper um, und alle Ausscheidungsvorgänge werden unterstützt. Obwohl die gesunde Frau von Natur aus vor der Geburt keinen bzw. wenig Appetit auf üppige, schwere Speisen hat, werden ihr oftmals falsche Ratschläge aufgedrängt, nämlich sich für die anstrengende Geburt viel Kraft anzuessen. Die Ringkampfgeschichte zeigt uns aber etwas anderes.
Am besten ist es, schon ab dem 8. Schwangerschaftsmonat eine Generalüberholung des Körpers vorzunehmen.
Dazu kommen verschiedene Möglichkeiten des Fastens in Frage.

- *Längere Fastenzeiten* können unbedenklich durchgeführt werden, wenn sich die Schwangere rundherum wohl und leistungsfähig fühlt. Wenn sie sich jedoch in irgendeiner Weise körperlich durch die Schwangerschaft eingeschränkt fühlt, ist das ein Anzeichen dafür, daß sie durch Toxine belastet ist, die die Geburt erschweren können. In diesem Zustand ist es nicht ratsam, krasse Umstellungen und Fastenkuren durchzuführen.

- *Kurze Fastenperioden* von 1-3 Tagen oder ein Halbfasten, bei dem Sie nur einmal essen und ansonsten nur trinken, sind hier zu bevorzugen. Sie sollten sich aber kräftemäßig dazu in der Lage fühlen und sich auch psychisch nicht dadurch belasten. Als Getränke kommen alle Teesorten in Frage, die Ihnen gut schmecken; Brottrunk, Reismalztrunk, Reistrunk, Hirsetrunk und ähnliches sind besonders geeignet.

- *Obst- oder Rohkosttage* können zur Entgiftung eingelegt werden, falls ein Fasten nicht möglich ist. Die Toxinausscheidung wird grundsätzlich gefördert, wenn bis Mittag nur Obst verzehrt wird. Obst wirkt entgiftend, wenn es auf nüchternen Magen gegessen wird.

Was beim Fasten zu beachten ist:

- *Zur Fasteneinleitung* ist es günstig, einen Tag vorher nur Obst zu essen bzw. Obstsaft zu trinken. Einen Tag vor dem Fasten sollte die Frau ein mildes natürliches Abführmittel zu sich nehmen, wie z.B. Trockenpflaumensaft und ein abführendes Obst, z.B. saftige Birnen oder eingeweichte Feigen. Bei Verstopfung ist es empfehlenswert, einen Einlauf zu machen. Wenn jedoch die Ausscheidung normal funktioniert, erübrigt sich ein Einlauf.

- *Der Fastenbeginn:* Es wird mit einem 24stündigen Fasten begonnen. Das heißt, wenn die letzte Mahlzeit am Abend des Vortages eingenommen wurde, kann am Nachmittag des Fastentages eine leichte Mahlzeit eingenommen werden. Diese Art des Fastens kann langsam gesteigert werden – bis zu mehreren Tagen. Wenn länger gefastet wurde, sollte längere Zeit danach keine Rohkost, vor allem kein rohes Gemüse gegessen werden.

- *Bei längerem Fasten* ist es günstig, ein Glas Wasser mit einer halben Zitrone, gesüßt mit echtem, nicht kristallisiertem Vollrohrzucker oder Honig, zu trinken.

- *Das Fastenbrechen:* Bevor das Fasten abgebrochen wird, sollte noch einmal abgeführt werden. Yogakenner könnten auch vorher die Kundschal-Methode durchführen (Warmwassererbrechen). Eine halbe Stunde später kann dann ein leichtes pflanzliches Abführmittel eingenommen werden. Auch an einen Einlauf mit warmem Wasser und etwas Öl ist zu denken.

- *Die erste Nahrungsaufnahme* nach dem Fasten kann aus kurz gedünstetem oder kurz gebackenem Gemüse bzw. Obst oder einer leicht getoasteten Vollkornsemmel bestehen.

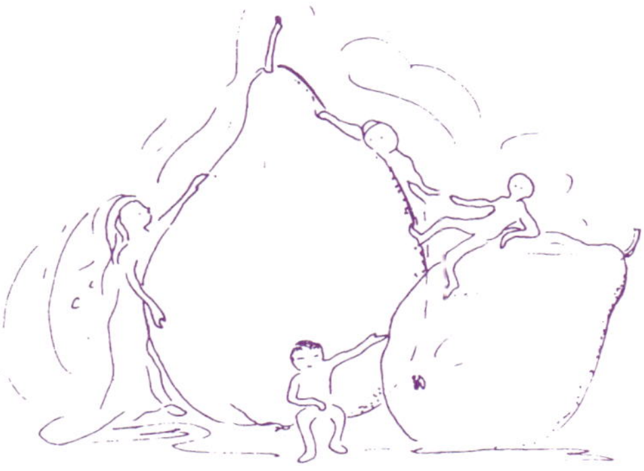

Die körperliche Vorbereitung

Regelmäßige Bewegung (wie Spazierengehen, Yoga oder Schwimmen) stellt eine wichtige Vorbereitung für die Geburt dar. Bis zum Ende des achten Monats sollten Sie alle Geburtsvorbereitungskurse besucht und Anschaffungen erledigt haben, so daß Sie genügend Ruhe und Zeit für sich haben und nicht in Hetze geraten.

Eine Atemübung, die Ihnen behilflich sein könnte:

- Nehmen Sie Ihr Becken und Ihren Unterleib wahr. Stellen Sie sich beim Einatmen vor, daß der Atem von allen Richtungen hineinfließt. Beim Ausatmen entspannen Sie den ganzen Unterleib und stellen sich vor, daß der Atem das Becken beim Ausatmen erweitert und dehnt. Wenn diese Übung 1-2x am Tag jeweils 5-10 Minuten durchgeführt wird, entspannt sie den Beckenbereich und erleichtert dadurch die Geburt. Auch das gezielte Anspannen und Loslassen der Beckenmuskulatur kräftigt die Geburtswege.

Die homöopathische Geburtsvorbereitung

Zwei bis vier Wochen vor dem Entbindungstermin sollte die konstitutionelle Behandlung der Schwangeren abgeschlossen sein. Die Frau müßte sich jetzt seelisch und körperlich wohl fühlen. Dies ist eine gute allgemeine Vorbereitung auf die Entbindung. Eine Vorbereitung ist in gewissem Sinne gleichzusetzen mit einer Prophylaxe.

> Was ist unter einer Prophylaxe zu verstehen? Das Wort stammt aus dem Griechischen und bedeutet: *vorher das zu sein, was man sich erwünscht.* Für Körper, Geist und Seele bedeutet das: *gezielt die Funktionen optimiert zu haben, die später gebraucht werden.*

Aus diesem Grunde haben die alten erfahrenen Praktiker in ihrer Heilkunst, der Homöopathie, diejenigen Eigenschaften der Arzneien herausgesucht, die spezifische Funktionen optimieren können.
So sind wir dem großen genialen Homöopathen John Henry Clarke sehr dankbar für seine Ermutigungen in seinem Milleniumwerk „Dictionary of the homoeopathic Materia Medica" (deutsch: Der Clarke bzw. Der neue Clarke). Vor über 20 Jahren stießen wir in seinem Werk immer wieder auf das Mittel *Mitchella repens*. Clarke erwähnt, daß die Indianer dieses Heilkraut benutzt haben, um die Geburt zu erleichtern. Allein aufgrund dieses Hinweises kann das Mittel aber nicht im homöopathischen Sinn eingesetzt werden. In der Homöopathie wird streng wissenschaftlich vorgegangen. Man braucht spezifische Symptome oder Zustände, die den Kern des Mittels beschreiben, erst dann kann man das Mittel zielsicher einsetzen. Sonst könnte man je nach Lust und Laune irgendeines von den vielen Mitteln zur Geburtsvorbereitung geben, wovon wir die häufigsten fünf dargestellt haben.
Also standen wir vor der Aufgabe, den spezifischen Ansatzpunkt dieses Mittels zur Geburtserleichterung herauszufinden. Wir nahmen die wenigen bekannten Symptome von Mitchella genauer unter die Lupe. Das einzige, was nützlich schien, war das „Gefühl von einem Druck auf der Blase, mit dem Bedürfnis häufig aufs Klo zu gehen." Dieser Zustand wird am Ende der

Schwangerschaft als physiologisches Symptom verstanden und als „normal“ bezeichnet. Für den homöopathisch denkenden Menschen gibt es aber nichts, was als normal bezeichnet werden könnte. Hahnemann schreibt in seinem Organon, daß im gesunden Zustand das Lebensprinzip uneingeschränkt waltet - sozusagen in Harmonie mit Perfektion. Das, was als physiologisch eingestuft wird, betrifft nur einen gewissen Prozentsatz der gesamten Menschheit. So haben wir bei vielen Schwangeren festgestellt, daß dieses Symptom nicht so häufig auftritt, wie man den Lehrbüchern entnehmen könnte. Wir wollten Mitchella zum ersten Mal einsetzen, wenn sich dieses Symptom deutlich zeigte.Es beseigtigte prompt die Blasenschwäche und erleichterte später auch die Geburt. Die Geburt dieses Prophylaxemittels war eine leichte, aber alles muß vielfach überprüft werden, um Gültigkeit und Genauigkeit zu besitzen. Dazu hatten wir über die Jahre hinweg oft Gelegenheit.

Das gleiche Prinzip wendeten wir (vor 20 Jahren) beim Dammschutz an, als wir erfuhren, daß der Dammschnitt vielfach zur Gewohnheit geworden ist. Was kann die Hebamme homöopathisch neben den Maßnahmen tun, die sie stets bemüht ist, mit bestem Geschick anzuwenden? Wir brauchen also ein Mittel, das das Gewebe elastisch macht, d.h. unmittelbar entspannt, dabei aber die notwendige Spannung behält. Unsere Aufmerksamkeit richtete sich auf Kaffee. Er entspannt augenblicklich, ohne im geringsten die Spannung zu verlieren. Im homöopathischen Prüfungssinne finden wir als Vergiftungssymptom bei Kaffee direkte Verspannung, Verhärtung des Gewebes bis zu verspannten Muskelsträngen als chronische Folge. Daher ist ab und zu mal eine Tasse Kaffee gut für uns. Können wir ohne Kaffee nicht mehr leben, haben wir gewissermaßen die chronische Vergiftung. Über die Jahre hat Kaffee als Dammschutz alle unsere Erwartungen reichlich erfüllt, so daß wir diesen Rat an Sie weitergeben möchten.

Um die Entbindung zu erleichtern, gibt es einige Mittel, deren Einnahme förderlich ist. Sie sollten aber nur dann genommen werden, wenn keine anderen Beschwerden und Symptome vorliegen. Die folgenden fünf Mittel kommen am häufigsten vor.

Diese Mittel dürfen nicht routinemäßig eingenommen werden, sondern nur dann, wenn sie zu Ihnen passen, sonst besteht die Gefahr einer Arzneimittelprüfung, d.h. Sie entwickeln den Krankheitszustand des Mittels. Eine sachgemäße homöopathische Geburtsvorbereitung produziert keine Arzneimittelprüfung. Sachgemäß bedeutet, daß Sie das Mittel aufgrund der Symptome des Zustandes und der Vorgeschichte dieser Frau auswählen.

Beachte:
Eine Geburtsvorbereitung durch homöopathische Geburtshelfer geht zurück zu den Anfängen der Homöopathie. Die uns bekannten frühesten Experimente wurden in den 60er Jahren des letzten Jahrhunderts durchgeführt. Sie wiesen alle sehr gute Resultate auf.

- Bei der homöopathischen Geburtsvorbereitung existiert kein Lieblingsmittel, das routinemäßig gegeben wird!
- Um sicherzugehen, sollten Sie mit dem Mittel sofort aufhören, wenn Sie sich ganz wohl fühlen.
- Sollte der Zustand zurückkehren, können Sie das Mittel wiederholen.
- Niedrige Potenzen wirken vor allem auf der körperlichen Ebene. Doch sie können genauso wie Hochpotenzen Reaktionen und Arzneimittelprüfungen auslösen. Dann sofort absetzen!

Himbeerblätter gelten in der Kräuterheilkunde als ein bewährter Tee, um die Geburtswege weich zu machen. Er sollte allerdings nicht vor der 34. Woche getrunken werden, da er vorzeitige Wehen auslösen könnte. Seine genauen Indikationen zur Geburtsvorbereitung sind homöopathisch nicht bekannt.

Pulsatilla *(Puls.)*
Für alle Frauen, bei denen in der Schwangerschaft ein milderes Wesen durchkommt, die sich weicher, nachgiebiger, verletzlicher und weinerlicher fühlen.

- *Dosierung:* Pulsatilla C 30, 2x täglich, 1-2 Wochen vor dem Termin anfangen, bis die seelische Ausgeglichenheit wieder hergestellt ist.

Caulophyllum *(Caul.)*
In den letzten Wochen vor der Schwangerschaft überkommen die werdende Mutter immer wieder wehenartige Schmerzen. Es wird als ein schmerzhaftes Herunterdrängen im Unterleib beschrieben. Die Häufigkeit dieser Empfindung ist sehr unterschiedlich. Dabei kann ein Gefühl vorhanden sein, als ob die Gebärmutter nicht genügend belebt sei. Ganz deutlich ist das Mittel indiziert, wenn rheumatische Schmerzen der Hand- und Fußgelenke auftreten.

- *Dosierung*: Caulophyllum C 6, 2x täglich, sobald die obengenannten Symptome auftreten, dann bis zum Geburtstermin einnehmen, falls notwendig.

Mitchella *(Mitch.)*
Dieses Mittel wird bei einer Blutüberfülle der Gebärmutter und Reizblase gegeben. Am Ende der Schwangerschaft ist es normal, wenn die Frau durch den Druck, des Kindes auf die Blase, etwas häufiger Wasser lassen muß. Wenn der Reiz übermäßig auftritt, auch nachts, dann sollten Sie das behandeln, obwohl sonst im allgemeinen nichts dagegen unternommen wird. Mitchella wird nicht nur auf die Blase wirken, sondern auch die Geburt erleichtern.

- *Dosierung:* Mitchella D1, 5 Tropfen auf eine Tasse Wasser, 3 x täglich jeweils _ Stunde vor den Mahlzeiten bis die Symptome weg sind. Bei Bedarf wiederholen bis zur Geburt.

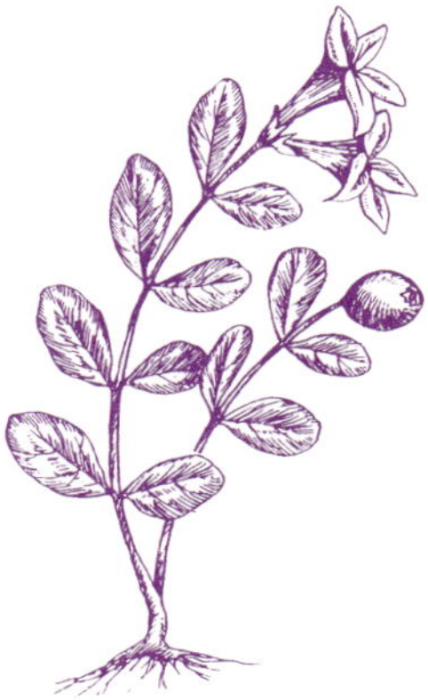

Mitchella repens

Cimicifuga *(Cimic.)*
Die Schwangere hat ganz furchtbare Vorahnungen und kein gutes Gefühl in Bezug auf die Entbindung. Die Gedanken an die Wehen und Schmerzen sind von Angst geprägt. Die ganze Angelegenheit erscheint ihr unsicher.

- *Dosierung*: Cimicifuga C 200, 1 x täglich 2 Tropfen vom Auftreten der Symptome bis sie verschwinden. Bei Bedarf wiederholen.

Belladonna *(Bell.)*
Alte Erstgebärende – besonders diejenigen, die Sport getrieben haben, d.h. deren Muskulatur eher straff ist – benötigen in den letzten Wochen der Schwangerschaft Belladonna, um die Geburt zu erleichtern. Es macht das Gewebe weich und elastisch, beugt Waden- und Beinkrämpfen während der Geburt vor

- *Dosierung:* Belladonna C 6, 1 x täglich 2 Tropfen auf 1 Eßlöffel Wasser ab 3 - 4 Wochen vor der Geburt.

Vorgeburtliche Probleme homöopathisch behandeln

Ängste

- Die Schwangere, die von vornherein vage Ängste vor der bevorstehenden Entbindung im Sinne von Erwartungsspannung hat, sollte ***Gelsemium*** C 30-200, 1x täglich ein Globulus, nehmen, bis sich die Ängste aufgelöst haben. Tritt die Angst erst mit den ersten Anzeichen der Entbindung auf, kann man 1-2x stündlich das Mittel wiederholen.
- Tritt vor oder während der Geburt die Angst zu sterben auf, braucht die Frau ***Aconit*** C 200.
- Eine Frau, die über die bevorstehende Geburt grübelt und dadurch Todesängste auslöst, braucht ***Platina*** C 200, 1x täglich, bis die Angst weg ist.
- Die hochakute Angst, während der Geburt durch die Schmerzen zu sterben, verlangt nach ***Coffea*** C 200.
- Hat die Schwangere schon einige Zeit vor der Geburt Angst, die Entbindung vor Schmerzen nicht aushalten zu können, so braucht sie ***Cimicifuga*** C 200.
- Einer Schwangeren, die Angst hat, ein anomales Kind zu bekommen, wird ***Carcinominum*** guttun.

Steiß- oder Querlage

Pulsatilla C 200 an drei aufeinanderfolgenden Tagen wiederholen. Folgendes unterstützt die homöopathische Therapie:

- Die indische Brücke: *In Rückenlage einige Kissen unter das Gesäß schieben, oder das Becken auf die Knie des Partners legen, um das Gesäß möglichst weit nach oben zu verlagern. Dabei auf der seelischen Ebene mit dem Kind reden und ihm erklären, daß es wesentlich leichter geboren werden kann, wenn es einen "Kopfstand" macht. Sollten Sie sich unwohl fühlen oder Übelkeit verspüren, beenden Sie sofort die Übung.*
  Wenden Sie niemals Gewalt an, indem Sie z.B. die Kerzenübung machen und sich mit den Beinen an der Wand abstützen; denn es droht Lebensgefahr für das Kind.

- Locken mit Licht: *Das Kind kann auch mit Licht gelockt werden, indem der Partner oder die Hebamme mit der Taschenlampe auf die Scheide leuchtet. Kinder sind neugierig und streben zum Licht.*

- Farbstriche: *Manche Hebammen empfehlen auch, den Geburtsweg mit einem Lippenstift auf den Bauch zu zeichnen.*

- *Moxen: Bei Beckenendlage kann man den Gebärmutterpunkt moxen. (Der Punkt liegt am kleinen Zeh außen am Nagel.)*

Fallbeschreibung

Eine Frau in der 10. S-Woche erbricht ständig, sobald sie sich vom Bett aufrichtet. Ihr Gynäkologe will sie stationär einweisen. Mit ***Colchicum*** geht es ihr innerhalb von einem Tag sehr gut. Es ist eine sehr schwierige Schwangerschaft, die viele verschiedene Arzneien erfordert, und wir lernen beide in dieser Zeit sehr viel.

Zwei Wochen vor dem Entbindungstermin hatte sich das Kind noch nicht gedreht. Bei der ersten Schwangerschaft bestand auch eine **Steißlage** und ein verzögerter Geburtsverlauf. Sie nahm nun ***Pulsatilla C 30***, 2 x täglich eine Gabe, 10 Tage lang. Sechs Stunden vor dem Geburtstermin drehte sich das Kind.

Pulsatilla brauchte die Mutter auch während und nach der Geburt und damit lief alles sehr gut. Irma Fehr-Knüppel, Homöop. Ärztin

Primäre Wehenschwäche

Fallbeschreibung

Eine Mutter von zwei Kindern, 4 1/2 und 8 Jahre, ist wieder schwanger. Beide Kinder sind nach einer völlig beschwerdefreien Schwangerschaft wegen primärer Wehenschwäche durch einen Kaiserschnitt geboren worden. Jetzt kommt die Frau in der 6. Schwangerschaftswoche in meine homöopathische Behandlung, da auch bei normalem Geburtsverlauf bei einer solchen Vorgeschichte in jedem Fall wieder durch Kaiserschnitt entbunden werden soll.

Der Mutter geht es auch in dieser Schwangerschaft sehr gut und sie freut sich von Anfang an auf das Kind. Wir machen eine Eugenische Kur* mit den Grundmitteln und Grundnosoden in LM 120, da aus der Anamnese keine anderen Hinweise kommen.

Drei Wochen vor dem Entbindungstermin erhält sie dann 2 mal täglich 8 Tropfen ***Caulophyllum D 4*** wegen starker Senkwehen.

Zwei Tage vor der Geburt tritt plötzlich eine unerklärliche Traurigkeit mit Weinen und Verzagtheit auf. Auf Zuspruch geht es besser, aber nur kurz. Die werdende Mutter erhält ***Pulsatilla C 200,*** alle sechs Stunden eine Gabe. Nach insgesamt zehn Gaben kommt die Geburt in Gang, in der keine weiteren Arzneien benötigt werden, und vier Stunden nach Beginn der regelrechten Wehen ist ein gesundes, lebensfrisches Kind auf natürlichem Weg zur Welt gekommen.

Irma Fehr-Knüppel, Homöopathische Ärzt in
Höppergang 3, Hameln

*) siehe HR 6- „Schwangerschaft". In diesem Fall ist die Eugenische Kur mit den Prinzipien der Homöopathie vereinbar (Anm. d. Red.).

Falsche Wehen

Wenn der Gebärmutterhals trotz Wehentätigkeit verkürzt, hart ist und Widerstand leistet, bezeichnen wir das als falsche Wehen. Die Intervalle zwischen den Wehen sind nicht regelmäßig. Viele Frauen haben schon 14 Tage vor der Geburt kräftige, krampfartige Kontraktionen, die sie für echte Wehen halten.
Auch falsche Wehen während der Geburt werden mit dem richtigen homöopathischen Mittel korrigiert. Hier verfügt die Homöopathie über eine große Auswahl von Mitteln; häufig sind ***Caulophyllum, Belladonna*** und ***Opium*** angezeigt.

Fallbeschreibung

Der Fall einer 37jährigen Frau ist typisch für falsche, bzw. nicht muttermundwirksame Wehen. Bei ihren ersten beiden Kindern traten zwei Wochen vor dem errechneten Geburtstermin Vorwehen auf, die in der Klinik durch Wehenmittel „unterstützt" wurden, und die Kinder wurden so vorzeitig auf die Welt „getrieben". In der 3. Schwangerschaft zeichnete sich der gleiche Verlauf ab, die Frau nahm jedoch in der Klinik eine Gabe ***Caulophyllum*** C 200 in der Hoffnung, die Geburt zu beschleunigen. Doch sie erreichte das Gegenteil – die Wehen verstummten, und sie konnte die Klinik wieder verlassen. Trotz heftiger Wehen hatte sich das Kind noch gar nicht gesenkt. Zwei Wochen später, pünktlich zum Geburtstermin, gebar sie zum ersten Mal ein Kind ohne Medikamente – schnell und problemlos.

Fehlende Wehen durch zu wenig Gewebsspannung

Fallbeschreibung

Eine Frau hatte zu wenig Spannung in der Gebärmuttermuskulatur. 14 Tage nach dem errechneten Geburtstermin ihres ersten Kindes war noch keine Wehentätigkeit zu spüren. Deshalb wurde die Geburt mit Wehenmitteln künstlich eingeleitet.

Als die Frau mit ihrem zweiten Kind im neunten Monat schwanger war, erzählte sie uns, daß sie schon wieder zehn Tage über dem eigentlichen Geburtstermin war und noch keine Zeichen von Wehen hatte. Wir verschrieben ihr ***Gossypium*** C 200 alle 12 Stunden. Nach der 3. Gabe setzten die Wehen ein, und das Kind kam auf normalem Weg zur Welt.

Warum erhielt sie Gossypium? Gossypium war das Mittel der Wahl, weil sie keine Symptome hatte und sich ansonsten wohl fühlte. Ihr Zustand war klar und einfach: aufgrund fehlender Gewebsspannung konnte sie keine Wehentätigkeit erzeugen.

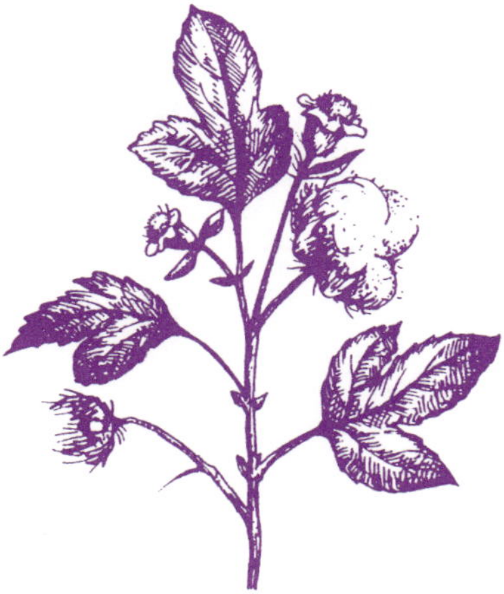

Gossypium herbaceum

Blutungen

Keine Komplikation der Entbindung wird mehr gefürchtet als Blutungen. Blutungen kommen zwar verhältnismäßig selten vor, aber man muß wissen, wie man sich im Notfall helfen kann. Durch die Homöopathie kann die lebensbedrohliche Situation rasch abgewendet werden, falls keine anderen Mittel zur Verfügung stehen. (Siehe Seite 48).

Blutungen vor und während der Geburt können aus der vorzeitigen Lösung des Mutterkuchens resultieren, wie dies bei der Placenta praevia vorkommt. Die auslösenden Faktoren für das Lösen der Placenta können mannigfaltig sein: Traumen, Erschöpfung, Überanstrengung, Erschütterung, Bluthochdruck aber auch Gemütsbewegungen. Bei manchen Frauen läßt sich keine Ursache finden, andere neigen von vornherein zu Blutungen.
Die Blutung muß nicht unbedingt äußerlich sichtbar sein, aber die Diagnose ist eher schwierig ist: heftigste Schmerzen, Abwehrhaltung beim Betasten des Bauches, Kollaps, starke Schwellung des Uterusgrundes; zusätzlich können Schüttelfrost, Spannung, Schwere- und Völlegefühl im Bauch bis zur Ohnmacht auftreten. Der Puls ist schnell und schwach. Wenn der Blutverlust erheblich ist, treten Blässe, große Aufregung, teilweise oder totale Blindheit, Ohrensausen bis zur Taubheit auf (Schocksymptome). Die Wehentätigkeit hört auf oder wird sehr schwach. Erst viel später wird das Blut sichtbar – als Sickerblutung, oder es spritzt heraus.

Bei *Placenta praevia* sind die Blutungen bei Wehentätigkeit unvermeidbar. Aber auch hier hat die Homöopathie ihre Heilmittel. Die wichtigsten sind *Erigeron* und *Sepia* (siehe HR 6 Schwangerschaft). Blutungen, die durch Placenta praevia oder vorzeitige Lösung bedingt sind, können im Akutfall nicht medikamentös behandelt werden. Es muß ein Notkaiserschnitt gemacht werden. Ein Versuch mit homöopathischen Mitteln, bis man das Krankenhaus erreicht, ist daher hier sehr sinnvoll. Bis dahin müßten die Blutungen mit dem richtigen homöopathischen Mittel deutlich weniger werden oder sogar aufgehört haben.

DIE GEBURT

Geburtsstellungen aus verschiedenen Kulturkreisen

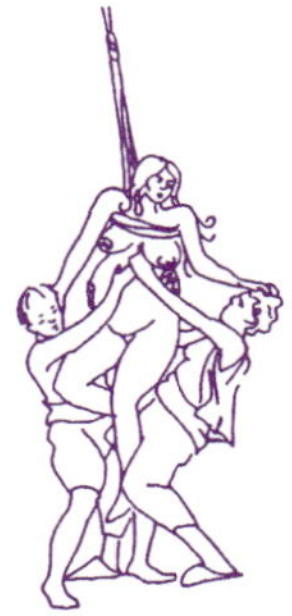

Aufrechte Stellungen

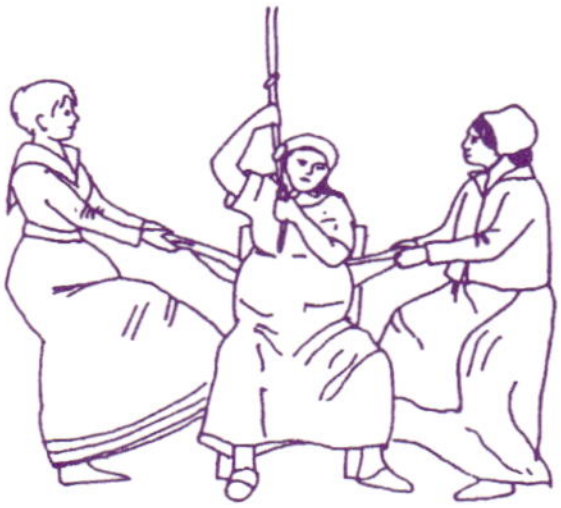

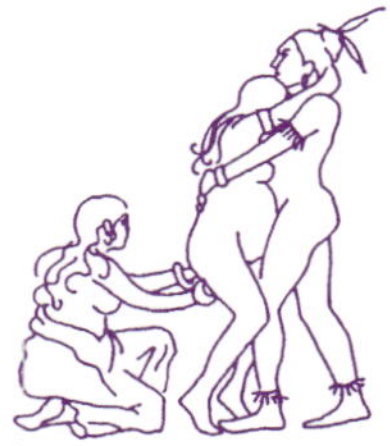

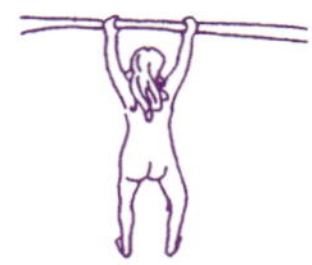

Sitzende und halbsitzende Stellungen

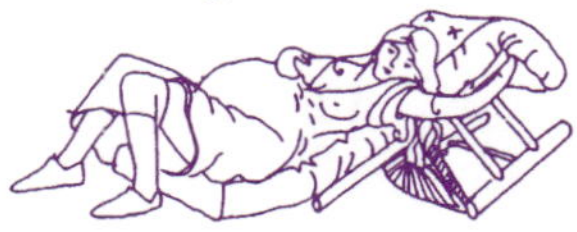

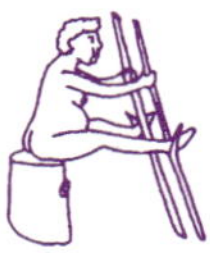

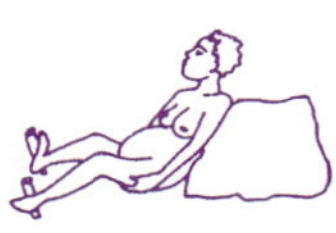

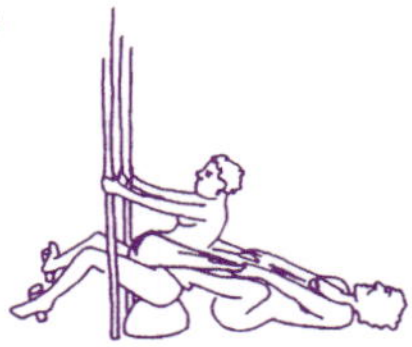

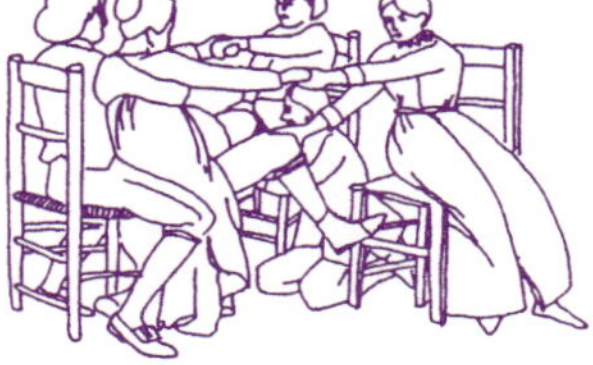

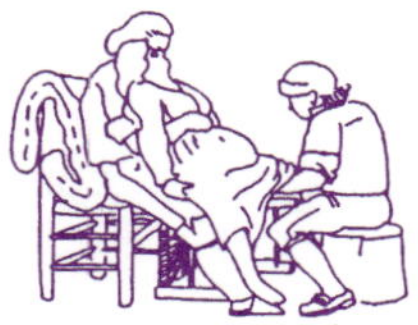

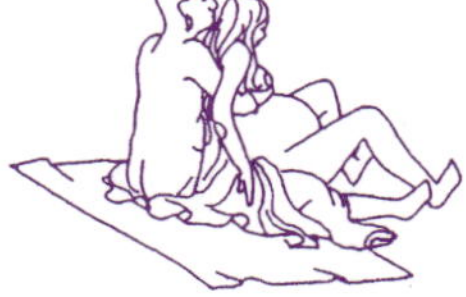

(Quelle: Deutsche Hebammenzeitschrift – Heft 11 – Liselotte Kuntner)

Kniende Stellungen

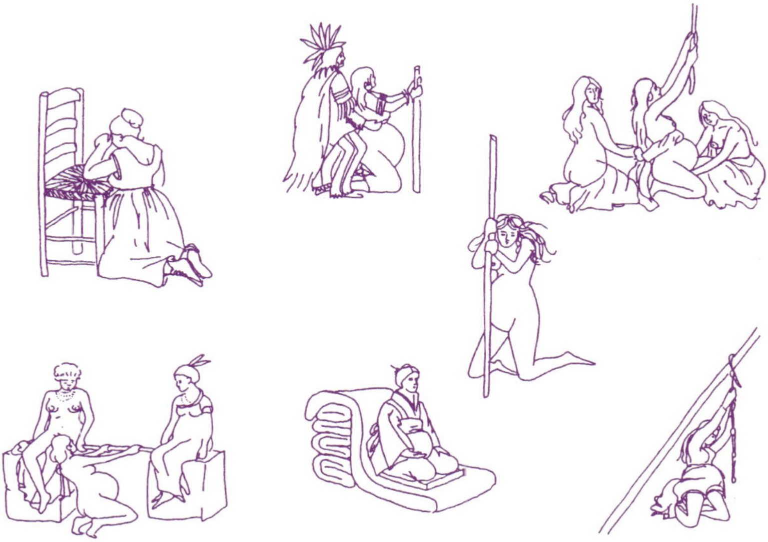

Kauernde Stellungen

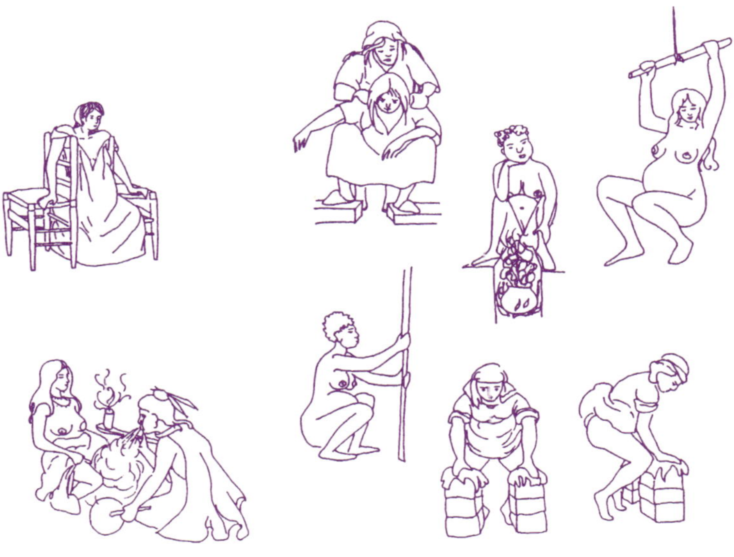

Allgemeine Empfehlungen und Maßnahmen bei der Geburt

Die Atmosphäre im Geburtszimmer spielt eine wichtige Rolle, denn die Gebärende und das Neugeborene sollen sich wohl fühlen. Alles, was die werdende Mutter empfindet, wirkt unmittelbar auf das Kind in ihrem Leib. Die Geburt an und für sich ist ein großer Schock für das Kind. Daher sollten alle äußeren Eindrücke möglichst sanft sein.

Licht:	Genügend, aber diffus und nicht direkt auf das Bett strahlend.
Geräusche:	Totale Stille ist auch nicht ideal; verhalten Sie sich normal, aber leise und sanft. Schöne Musik im Hintergrund kann hilfreich sein.
Gerüche:	Alle starken Gerüche wie Parfüms, Räucherstäbchen, Kaffee etc. reizen die empfindliche Nase und Lunge des Neugeborenen. Leichte Aromaöle z.B. Muskat und Rose in verdünnter Form sind wohltuend.
Umgebung:	Die Umgebung, die Gestaltung des Raumes, Bilder etc. sollen harmonisch sein. Rosa Farbtöne sorgen für eine vertrauenerweckende Stimmung. Assoziationsbilder von sich öffnenden Motiven z.B. eine Blüte oder fließendes Wasser können bei den Wehen sehr wohltuend wirken.
Zimmertemperatur:	Das Zimmer muß warm sein. Vor allem darf das Neugeborene keinem krassen Temperaturwechsel ausgesetzt werden.

Die vier Phasen der Geburt

1. Die Eröffnungsphase

Man kann die Eröffnungsphase mit dem Start eines Laufes vergleichen, von dem man nicht weiß, wie lange er dauert. Die Geburt hat bestimmte Parallelen zu der Disziplin eines Marathonlaufes. Es kommt aber hier nicht auf Schnelligkeit an, sondern auf Gelassenheit, Hingabe und Ausdauer. Die Frau soll das Ziel gesund und heil erreichen.
Alle Maßnahmen, die die Eröffnung des Muttermundes unterstützten und zur Entspannung führen, sollten je nach Notwendigkeit und Bedarf in Anspruch genommen werden: ein warmes Bad, Einlauf, Spaziergänge an der frischen Luft, eine bequeme, möglichst aufrechte Stellung suchen, entspannende Musik, eine ruhige Atmosphäre schaffen und störende Personen fernhalten.

2. Die Übergangsphase

In dieser Phase sammelt die Frau ihre Kräfte für den Endspurt. Der Muttermund öffnet sich vollständig. Diese Phase kündigt sich durch einen veränderten Wehenrhythmus an, den die Frau deutlich spürt. Sie soll sich jetzt von nichts ablenken lassen, sich noch einmal ganz in sich versenken und warten. Der Kopf des Kindes drückt kräftig gegen den Beckenboden und kann als Stuhldrang empfunden werden. Es ist das sicherste Zeichen für den Beginn der nächsten Phase.

3. Die Austreibungsphase

Die Austreibungsphase kann nach zwei Wehen beendet sein oder mehrere Stunden dauern. Die Kraft, die die Natur jetzt einsetzt, um das Kind herauszutreiben, ist so gewaltig, daß oft ein zusätzliches Pressen, wie es empfohlen wird, verkrampfend wirkt. Es ist sogar gefährlich! Wenn das Kind zu schnell herausgepreßt wird, kann es zu Verletzungen an der Scheide und am Damm Mutter kommen. Das Kind kann Verstauchungen, Verzerrungen und Traumen erleiden.

Ein guter Dammschutz ist nicht mehr durchführbar. Risse im Geburtstrakt sind vielleicht nicht mehr zu vermeiden. Die Austreibungsphase ist wie ein Ritt auf dem Kamm einer riesigen Welle, kurz bevor sie umschlägt, oder zu vergleichen mit einem starken Stuhldrang, bei dem man auch nicht preßt, sondern einfach mit der nach unten drängenden Kraft mitgeht. Es kann ein kraftvolles, weitendes, beglückendes Gefühl sein.

Um ein Gefühl für die Austreibungsphase zu bekommen, kann die Frau während der Schwangerschaft üben, beim Stuhlgang nicht mehr zu pressen, sondern zu warten, bis der Stuhl von alleine heraus gedrückt wird.

Wenn es doch einmal zu einem Dammriß gekommen ist, braucht dieser nicht unbedingt genäht zu werden, da die Naht sowie später die Narbe für längere Zeit große Beschwerden verursachen können. Bei den zahlreichen Geburten, bei denen wir anwesend waren, haben wir mitbekommen, daß erfahrene Hebammen, kleinere Risse nicht mehr nähen.

Wenn die Frau die Natur ein kleines bißchen unterstützt, heilt der Riß wunderbar von selbst. Das Nähen ist nicht so schmerzhaft, da es durch die Dehnung des Gewebes zu einer natürlichen Betäubung kommt. Größere Beschwerden macht der Schnitt.

Die Frau sollte möglichst wenig sitzen, schon gar nicht im Schneidersitz, und bei jedem Aufstehen und Hinsetzen die Oberschenkel zusammenhalten, sonst könnte die Wunde wieder aufreißen. Am besten ist es jetzt, im Liegen zu stillen.

Den Riß mit *Calendula-Tinktur* spülen und *Calendula-Salbe* auftragen.

Nach einem Schnitt nehmen Sie *Staphisagria C200.*

Dosierung: anfangs 3x täglich, später nur noch 1x täglich 2 Tropfen auf etwas Wasser geben und einnehmen sowie den Schnitt damit spülen.

4. Die nachgeburtliche Phase

Die Placenta-Ablösung kann durch das Anlegen des Neugeborenen an die Brust angeregt werden. Auch eine sanfte Bauchmassage ist unter Umständen hilfreich sowie das Entleeren der Blase. Eine Hebamme empfahl, fest in eine leere Flasche zu pusten.

1. Die Eröffnungsphase

In der Eröffnungsphase kann der Muttermund oft sehr inflexibel und hart sein. Hier ist Geduld und Warten für die Gebärende und die Hebamme angesagt. Die Hebamme kann der Frau durch die Vermittlung von Zuversicht und Vertrauen helfen, diese Phase leichter zu durchstehen. Die Geburt geht nur sehr langsam voran und noch nach Stunden ist kaum ein Fortschritt zu sehen. Das richtige homöopathische Mittel beschleunigt den Vorgang und erspart der Gebärenden viele unnötige Schmerzen und Leiden. Die Mittel sind nach der Häufigkeit ihres Auftretens geordnet.

Caulophyllum *(Caul.)*

- *geschlossener Muttermund und starke Wehen*

Die Gebärende wird von heftigen Wehen gequält, die aber völlig erfolglos bleiben, da der Muttermund äußerst rigid ist. Oft hat sie im Gebärmutterhals Schmerzen wie von Nadelstichen. Irgendwann hören die schmerzhaften Wehen vor Erschöpfung auf.

Chamomilla *(Cham.)*

- *große Reizbarkeit durch äußerst schmerzhafte Wehen*

Die Frau ist völlig außer sich vor Schmerzen. Niemand kann ihr etwas recht machen. Ihre Laune ist denkbar schlecht. Sie reagiert verärgert, unlogisch, äußerst gereizt und tobt. Von den Mühen und Anstrengungen der Hebamme und der Geburtshelfer hält sie nichts und sagt ihnen deutlich ihre Meinung. Schmerzen kann sie überhaupt nicht ertragen und am liebsten würde sie davonlaufen. Der Gedanke, daß es noch so lange dauert, bis das Baby auf die Welt kommt, macht sie wahnsinnig. Bei jeder Wehe schreit sie furchtbar vor Schmerzen, dann stöhnt sie, beklagt sich und ruft alle zu sich. Sie fühlt sich ohnmächtig und kann sogar vor Schmerzen ohnmächtig werden. Die Wehen drücken das Kind nach oben, und die Geburt kommt nicht voran. Die Chamomilla-Frau kann schon am Anfang aufgrund ihres Verhaltens erkannt werden, bevor sie vor Schmerzen außer sich ist. Sie reagiert bissig, läßt niemanden an sich heran, auch nicht den Arzt oder die Hebamme. Sie schickt sie sogar weg, um aber bald wieder nach ihnen zu rufen.

Cimicifuga *(Cimic.)*

• *verkrampfter Muttermund, öffnet und schließt sich, Hysterie*

Die Wehen haben gegen den verkrampften, unelastischen Muttermund keine Chance. Die reißenden Schmerzen halten lange an, wobei die Gebärmutter nach oben geschoben zu werden scheint. Die Schmerzen schießen im Bauch von einer Seite zur anderen und zwingen die Gebärende, sich zusammenzukrümmen und aufzuschreien. Der Muttermund kann sich zum Teil öffnen und dann wieder krampfartig verschließen. Die Cimicifuga-Frau kann das alles nicht mehr aushalten und glaubt, sie würde verrückt werden. Sie redet wirr und verhält sich entsprechend, so daß es dem Geburtshelfer wirklich Angst werden kann. Bei den Wehen kann es zu Krämpfen in den Hüften kommen, die sie vor Schmerzen aufschreien lassen.

Nux vomica *(Nux-v.)*

• *Empfindlichkeit auf alle Reize, Wehen mit Stuhldrang*

Zorn oder Verdruß wirft die Nux-vomica-Frau aus der Bahn. Sie kann sich maßlos über „Kleinigkeiten“ aufregen und befindet sich ständig in einem mehr oder weniger gereizten Zustand. Die Nux-vomica-Frau ist in einem Dauerstreß, sie kann sich einfach nicht beruhigen. Aber auf irgendeine Art und Weise braucht sie Druck und Streß, es gelingt ihr sogar, diesen Streß durch Stimulanzien noch mehr zu verschärfen.

Die Gebärende reagiert empfindlich auf alle äußeren Einflüsse wie Geräusche, das Reden anderer, Gerüche und Licht. Sie fühlt sich davon so gestört, daß sie sich nicht auf die Wehen konzentrieren kann. Das macht sie wütend. Sie bräuchte eine völlig ruhige, ausgeglichene Atmosphäre. Die geringste Kälte läßt sie frösteln.

Bei den Wehen können plötzliche scharfe Krämpfe in den Waden auftreten.

Das Essen muß besonders schmackhaft sein und ist daher entsprechend schwer verdaulich. Wenn ihre Nerven fast durchgebrannt sind, kann sie sich einfach nicht mehr beherrschen und schlingt alles Eßbare hinunter. Doch nichts befriedigt sie richtig und ihre Frustration steigt, entweder wird sie depressiv oder sehr gereizt. Der geringste Anlaß läßt sie explodieren. Die Folge sind Verdauungsstörungen. Der ganze Bauch fühlt sich wund an. Bei Beginn der Wehen setzt wegen der reichlich gefüllten Därme starker Stuhlgang oder Harndrang ein. Die Entleerung des durchfallartigen Stuhls kann äußerst schmerzhaft und unvollständig sein. In einem späteren Stadium, wenn der Darm schon entleert ist, bleibt immer noch ein krampfartiges Ziehen im Mastdarm oder in der Blase. Bei jeder Wehe kann sich dieser Vorgang wiederholen, so daß sich die Frau immer mehr in den allgemeinen Krampfzustand hineinsteigert oder plötzliche scharfe Krämpfe in den Waden bekommt.

Gelsemium sempervirens *(Gels.)*

- *Muskelschwäche, Wehenstillstand*

Hier steht Muskelschwäche im Vordergrund. Die Gebärende kann nicht genügend Kraft aufbringen, die Muskeln fühlen sich schwer und wie gelähmt an. Sie hat ein rotes Gesicht und wirkt benommen, apathisch und langsam. Der Muttermund ist rund, hart, dick und unelastisch. Die Wehen neigen dazu, nach oben zu schießen. Erst drücken sie nach unten, später fehlt der Frau die Kraft, sie auszuhalten. Dann geht läuft sie direkt von der Gebärmutter hoch in den Rücken.
Die Frau ist äußerst nervös und redet am Anfang sehr aufgeregt vor sich hin. Die Wehen können durch die Untersuchung vor Nervosität aufhören.

Belladonna *(Bell.)*

- *Sportliche Erstgebärende, Wadenkrämpfe*

Belladonna ist häufig bei Erstgebärenden angezeigt, speziell bei sportlichen und nicht mehr ganz jungen Frauen. Der Muttermund ist krampfhaft zusammengezogen, heiß, berührungsempfindlich, rot und meist feucht. Dadurch verläuft die Geburt zäh und langwierig. Die schmerzhaften Wehen kommen plötzlich, sind heftig und hören auch plötzlich auf. Das Gesicht ist heiß. Bei jeder Wehe schießt das Blut zum Kopf, und das Gesicht wird sehr rot, besonders die Augen sind durch die Preßwehen blutunterlaufen. Die Frau neigt zu Krämpfen in den Beinen, die sie aufschreien lassen.

Aconitum napellus *(Acon.)*

- *Fehlende Wehenpausen, Stöhnen, Unruhe, Todesangst*

Die Frau wird von großer Angst gepackt, daß sie nicht gebären kann oder irgend etwas schiefläuft. Diese Panik kann sich bis zur Todesangst steigern. Die Wehen überrollen sie sehr häufig mit unerträglichen Schmerzen, sie kann kaum Luft holen. Scheide und Muttermund sind trocken, schmerzhaft und inflexibel. Sie fühlt sich sehr elend, stöhnt viel und wirft sich bei oder nach jeder Wehe hin und her.

Dosierung:	Eine Gabe C 200, sobald die Wehe schwächer wird.

Fehlende Wehenpausen

Secale cornutum *(Sec.)*

- *Dauerkontraktion mit starkem Preßdrang*

Wird die Gebärende von dem schnellen Tempo des Geburtsverlaufes förmlich überwältigt und kann sich nicht zurückhalten, kräftig nach unten zu drücken, dann ist Secale cornutum am ehesten angezeigt. Manchmal erscheinen die pausenlosen Wehen wie eine Dauerkontraktion der Gebärmutter. Der Gebärenden ist es sehr heiß, als ob Feuerfunken auf sie prasseln, obwohl ihr Körper kalt sein kann. Sie hat Verlangen nach frischer Luft.

Choloroform (Chlf.)

- *Starrer Muttermund*

Dies ist dann besonders wichtig, wenn der Muttermund trotz der starken, ununterbrochenen Wehen sehr starr ist. Die Gebärende ist sehr unruhig und kann keine Lage lange aushalten. Sie kann es sich einfach nicht bequem machen.

Weitere wichtige Mittel sind *Aconit* und *Belladonna*.

Extrem schmerzhafte Geburt

- Bei *Chamomilla* sind die Wehen extrem schmerzhaft. Sie wünscht, sie könnte vor sich und den Schmerzen fliehen.
- Anhaltender Druck auf Harnblase und Rektum mit ständigem Harn- oder Stuhldrang – *Lilium tigrinum.*
- Überreizung der Harnblase oder des Rectums – *Erigeron.*
- Stuhldrang durch die Wehen – *Platina, Nux vomica.*
- Muß ständig in Bewegung bleiben – *Lycopodium.*
- Abneigung gegen Bewegung oder Verschlimmerung durch Bewegung – *Bryonia.*

Zittern, Frösteln und Nervosität

Gelsemium *(Gels.)*
Wenn im Anfangsstadium der Geburt ein nervöses Frösteln vorhanden ist, kommt Gelsemium in Frage. Dabei kann die Gebärende meist nicht aufhören zu schwatzen. Für Gelsemium ist ein nervöses Zittern gleich nach oder während der Geburt typisch.

Cimicifuga *(Cimic.)*
hat ein auffallendes, nervöses Frieren und Schaudern am Anfang der Geburt. Es kann sich aber auch auf eine nervöse Erregung beschränken. Wichtig, wenn eine rheumatische Veranlagung vorhanden ist.
Mit Bibbern und Beben sieht die Cimicifuga-Frau der Geburt ihres Kindes entgegen. Sie sieht etwas Schlimmes auf sich zukommen oder fürchtet sogar um ihr Leben. Nicht die Nerven, sondern das Gemüt ist auf das Äußerste erregt. Sie bildet sich alles mögliche ein, phasenweise redet sie ununterbrochen und zusammenhanglos. Bei den quälenden Wehen scheint der Uterus nach oben zu steigen. Oftmals bestehen falsche Wehen mit scharfen Schmerzen, die von einer Seite des Bauches zur anderen wechseln. Es kommt zu Krämpfen in den Extremitäten. Irgendwann wird sie plötzlich sehr schwach, matt, totenblaß mit kalter Stirn. Der ganze Organismus erschlafft. Der Muttermund ist entweder rigid oder krampfhaft kontrahiert. Jetzt können heftige Krämpfe einsetzen.

Chamomilla *(Cham.)*
Der Muttermund ist so außerordentlich empfindlich, daß die Chamomilla-Frau die Geburt kaum mehr aushalten kann. Die Wehen sind furchtbar schmerzhaft und erschöpfend, dabei reißt es in allen Gliedern nach unten. Ihre Nerven sind ruiniert; sie hat sich nicht mehr unter Kontrolle, ist boshaft und gereizt. Niemand kann es ihr recht machen; alles regt sie auf, selbst die berühmte Fliege an der Wand. Die guten Bemühungen der Hebamme reizen sie bis zum Äußersten.
Käme ein Wutanfall, können Krämpfe die Folge sein. Die Krämpfe sind hauptsächlich im Rücken, wobei der Kopf nach hinten geworfen wird. Es sieht wie ein Tetanus(krampf)anfall aus - der Körper wird ganz steif. Wenn die Frau zusätzlich eine rote und eine blasse Wange hat, freut sich der Homöopath.

Nux vomica *(Nux-v.)*
Die Frau friert während der Geburt furchtbar, besonders an den Beinen, und reagiert überempfindlich auf den geringsten Hauch von kalter Luft. Sie kann immer wieder einen Zitteranfall bekommen.

Ferrum metallicum *(Ferr.)*
Die Gebärende ist oft anämisch. Sie hat häufige Anfälle von Zittern und fühlt sich entweder durchgehend schwach oder bekommt immer wieder große Schwächeanfälle wie von totaler Erschöpfung. Die Frau möchte am liebsten liegen und nicht umhergehen.

Morphium *(Morph.)*
Die nervöse Erregung ist so überwältigend, daß die Gebärende außer Kontrolle gerät. Es besteht eine äußerste Schmerzempfindlichkeit, so heftig, daß Zuckungen und Rucken der Glieder hervorgerufen werden, sogar Krämpfe drohen.

Erschöpfung

***Arsenicum album** (Ars.)*
Die Gebärende ist so schwach und erschöpft, daß die geringste Anstrengung Ohnmacht verursachen kann. Es ist ihr auch sehr kalt und sie möchte warm eingehüllt sein, am liebsten mit Wärmflaschen. Sie hat großen Durst auf kleine Mengen warmer oder kalter Getränke.

***Caulophyllum** (Caul.)*
Diese Frau verausgabt ihre Kräfte durch die langwierige Geburt und kann die Wehen vor Schwäche nicht entwickeln.

***Jodum** (Jod.)*
Große Erschöpfung, daß es bei der geringsten Anstrengung zu einem Schweißausbruch kommt. Das Blut pulsiert spürbar in allen Arterien.

***Lycopodium** (Lyc.)*
Lycopodium ist dann bei Erschöpfung einzusetzen, wenn diese plötzlich eintritt. Die Frau weint oft und beklagt sich. Sie hat das Bedürfnis, die Füße gegen das Bettende zu stemmen. Sie möchte die ganze Muskulatur immer wieder stark anspannen, um dann in die Entspannung zu fallen.

***Sulfur** (Sulf.)*
Aber wenn zu dem Schwächezustand Hitzewallungen und das Verlangen nach frischer Luft hinzutreten, dann ist Sulfur das Mittel.

***Veratrum album** (Verat.)*
Hier sind es die Wehen, die erschöpfen oder an den Kräften zehren. Die Gebärende fühlt sich so schwach, daß jede Bewegung als große Anstrengung empfunden wird. Allein das Heben der Hand kann ein Ohnmachtsgefühl auslösen. Sie hat Durst auf Kaltes.

Krämpfe

Dieses Kapitel wendet sich besonders an Hebammen und Geburtshelfer.
Krämpfe sind während der Geburt sehr unangenehm. Sie können schwach ausgeprägt auftreten und sich auf bestimmte Muskeln beschränken, z.B. die Waden. Bei einer Schwangerschaftstoxikose (Vergiftung) können sie sich über den ganzen Körper ausbreiten. Dies kommt jedoch glücklicherweise heutzutage relativ selten vor. Das Geschehen erinnert an anfallsweise Krämpfe. Wir haben hier die Mittelbilder in extremer Form dargestellt, damit Sie sie sich gut einprägen können. So können Sie sie im Notfall schon im Anfangsstadium erkennen und entsprechend handeln. Das Mittel ist für einen leichten Krankheitszustand genauso passend wie für einen schweren.
Manche Krämpfe können auch reflektorisch durch eine Reizung der Gebärmutter oder des Geburtskanals ausgelöst werden.

***Aconit** (Sturmhut)*

Die Aconit-Erstgebärende ist schon vor der Geburt voller Angst und Bangen, voll fieberhafter Unruhe. Alle diese Symptome können Anzeichen einer Schwangerschaftsvergiftung sein. Meist reicht eine einzige Gabe von Aconit in höherer Potenz aus, um der Gebärenden die Ruhe und Sicherheit zu verschaffen, die sie für eine sanfte Geburt braucht.
Kennzeichnend für den Aconit-Zustand bei den Krämpfen ist die Todesangst. Auffällig sind dabei auch die heiße und trockene Haut, der große Durst und der mehr oder weniger starke Blutandrang zum Kopf (Kopfkongestionen).

***Belladonna** (Tollkirsche)*

Da Belladonna über die Eigenschaft verfügt, beim Gesunden starke Gehirnkongestionen hervorzurufen, heilt es ähnliche Symptome bei der Erkrankten. In diesem Zustand können leicht Krämpfe entstehen. Damit ist es das Krämpfemittel par excellence - was natürlich nicht bedeutet, daß man sich auf Belladonna fixieren sollte. Die Krämpfe zeigen sich bei der Gebärenden in verschiedenen Stadien. Das kann mit Grimassen beginnen, oder die Gebärende wird von Visionen, wie schrecklichen Gesichtern geplagt. Anfangs ist ihr Gesicht hochrot, später livid. Jede Wehe löst ein äußerst schmerzhaftes Zucken und Krämpfe der Glieder und Gesichtsmuskeln aus. Sie wird von elementaren Kräften geschüttelt, und dementsprechend wild ist ihr Ausdruck. Ihre Augen mit den übergroßen Pupillen suchen verzweifelt nach Hilfe. Nach dem Krampfanfall wälzt sie sich mehr oder weniger heftig im Bett herum, später sinkt sie ermattet in tiefen Schlaf oder sogar in Bewußtlosigkeit. Sie schreckt hoch, schreit auf und verzieht tierisch ihre Gesichtsmuskeln. Das Grimassenschneiden kann auch für sich alleine stehen ohne diese Dramatik. Wiederum nach einer Weile sieht sie wie erschlagen aus, überwältigt von dem Ablauf der Ereignisse. Ganz verdutzt liegt sie da, in einem halbbewußten Zustand. Es können auch Wasser und Stuhl dabei unwillkürlich abgehen. Der übergroßen Hitze folgt nun ein ebenso markantes Frösteln, dabei ist das Gesicht blaß und kalt, und die Halschlagadern pulsieren nicht mehr so heftig wie zuvor. Die Gebärende ist jetzt völlig erschöpft. Das Schlucken fällt ihr schwer, da die rechte Seite der Zunge durch die Heftigkeit betäubt sein kann.

Krämpfe als Folge von Gemütserregungen

Wenn bestimmte Emotionen als Auslöser wirken, versuchen wir dafür eine homöopathische Entsprechung zu finden, z.B. Aconit, Chamomilla, Cimicifuga, Ignatia, Nux vomica, Opium, Veratrum album und Veratrum viride.

***Opium** (Schlafmohn)*
Opium und Aconit sind die großen Mittel bei Folgen von Schreck. Opium ist generell wichtig bei heftigen Gemütserregungen. Bevor die Krämpfe bei der Gebärenden einsetzen, stößt sie laute Schreie aus und ist sehr aufgebracht. Hier könnte man den weiteren Fortschritt durch den sofortigen Einsatz von Opium gleich abwenden.
Weitere auslösende Faktoren können sein: unterdrückte Wehen und zu viel Wärme, d.h. zu viel Decken oder zu warmer Raum. Das Bett kommt ihr so heiß vor, daß sie kaum darin liegen kann.

Ignatia amara *(Ignazbohne)*
Bei Ignatia ist es besonders der Kummer infolge von Schreck, der die Geburt erschweren und sogar zu Krämpfen führen kann. Oftmals sind es zarte Frauen von milder, jedoch leicht erregbarer Natur. Die Frau wird leichenblaß vor Schreck, und die Blässe hält auch länger an. Die Ignatia-Frau neigt dazu, tief zu seufzen oder zu schluchzen. Charakteristischerweise beginnen und enden die Krämpfe unter Ächzen mit Strecken der Glieder und Beugen des Kopfes nach hinten. In der Folge erbricht sie. Das Gesicht kann auch rot werden. Im Gehirn hat sie oft ein Gefühl von Zusammendrücken.

Veratrum album *(Weiße Nieswurz)*
Hochmut und Stolz – das charakterisiert die Veratrum-album-Frau. Schlechtes Benehmen von anderen oder unangenehme Nachrichten verletzen ihren Stolz. Sie regt sich dann sehr auf, schimpft und flucht heftig. Sie hat das Talent, aus einer Mücke einen Elefanten zu machen, gewürzt durch eine gehörige Portion Bissigkeit. Die eigene „bessere" Erziehung ist vergessen. Sie wird äußerst beleidigend, kann richtig heftig werden, wild schreien und an ihrem Nachthemd herumreißen.
Die Folgen können Krämpfe mit Schaum vor dem Mund sein. Die Wehen haben sie sehr erschöpft; sie fühlt sich äußerst schwach und kann durch die geringste Anstrengung ohnmächtig werden. Kalter Schweiß steht ihr auf der Stirn. Das Gesicht ist blaß, Kollaps droht. Entweder ist sie anämisch oder sie hat heftigen Blutandrand zum Kopf (Kopfkongestionen) mit leicht aufgedunsenem Gesicht. Sie hat großen Durst auf ganz kaltes Wasser.

Veratrum viride *(Grüne Nieswurz)*
Veratrum viride ist Veratrum album sehr ähnlich und kann sich ebenso furchtbar ärgern. Der Puls ist voll, hart und schnell, manchmal unregelmäßig. Vom Typ her ist sie *vollblütig mit heftigem Herzschlag*. Der Muttermund ist rigid, und es drohen Krämpfe. Der heftige Blutandrang zum Kopf ist hervorstechend. Dabei ist das Gesicht rot und heiß, die Zunge trocken mit Durstlosigkeit. Die Augen sind blutunterlaufen. Der Schweiß ist kalt und klebrig. Es sind heftige Zuckungen, meist mit erschwerter Atmung bis hin zu Übelkeit und Würgereiz. Nach dem Krampf

ist sie wie weggetreten und nicht mehr ansprechbar. Dies Mittel ist besonders angezeigt, wenn nach einer schweren Geburt Krämpfe auftreten oder eine Manie zurückbleibt.

Coffea cruda *(Rohkaffee)*
Reden wie ein Wasserfall - so drückt sich die Übererregbarkeit der Coffea-Frau aus. Ihre Aufgedrehtheit ist nicht zu zügeln, genauso wenig wie man einen Wasserfall abdrehen kann. Sie kann von vornherein in diesem Zustand sein, oder er kann durch plötzliche Gemütserregungen, insbesondere durch erfreuliche Ereignisse bzw. freudige Nachrichten, ausgelöst werden. Bei dieser äußersten Erregbarkeit des Nervensystems sind Krämpfe schon im voraus abzusehen. Das Gesicht ist gedunsen, die Augen glänzen, ihr Kopf ist heiß und rot, wobei jedoch die Extremitäten kalt sind. Während der Krämpfe knirscht sie mit den Zähnen. Einige Gaben Coffea beruhigen die Nerven der Gebärenden soweit, daß die Gefahr abgewendet werden kann.

Zincum metallicum *(Zink)*
Die Nerven der Zincum-Frau sind erschöpft. Das Metall Zink vergiftet die Nerven in so einer Weise, daß die Regeneration des Nervengewebes mit der Abnutzung nicht Schritt halten kann. Die Zellen sind voller Schlacken, das Bewußtsein wird immer dunkler und die Frau immer benommener. Eine ausgeprägte Unruhe finden wir bei Zincum. Die Frau kann sich nicht ruhig verhalten. Sie muß andauernd in Bewegung sein. Im Liegen oder Sitzen hat sie unwillkürliche Muskelzuckungen und zappelt ständig mit den Füßen. Nach unterdrückten Hautausschlägen, insbesondere Neurodermitis oder Psoriasis, ist Zincum häufig angezeigt; vor allem bei Unterdrückungen durch Zinksalben. Sie spürt wenig Empfindungen am ganzen Körper.

Urämische Krämpfe

Chloroform

Blutarmut und mangelnde Ausscheidung über die Niere als Vorläufer von Krämpfen sprechen für Choroform. Die Gebärende ist anfänglich in großer Erregung; sie kann keine Ruhe finden und wirft sich ständig umher. Zäh schleppt sich die Entbindung dahin, und die erfahrene Hebamme ahnt schon, daß es lange dauern wird. Der Muttermund ist hartnäckig rigid. Der Rücken tut der Frau sehr weh, oder der gesamte Bauchbereich wird sehr empfindlich und äußerst schmerzhaft. Die Gebärende findet keine Erleichterung der Beschwerden zwischen den Wehen, die sie zunehmend ermüden, bis die Krämpfe eintreten. Anämie, verstärkte Reflexe und Blut im Urin gehen den Krämpfen voraus.

Moschus *(Drüsensekret des männlichen Moschushirsches)*

Sie gehört zur Kategorie der eigensinnigen, hysterischen, übererregbaren Frau. In keiner Weise darf ihr Wille in Frage gestellt werden, denn dann bedient sie sich dramatischer Druckmittel. Sie produziert einfach einen Notfall, eine Ohnmacht oder Krampfanfälle. Die nervliche Erregung ist wie unter dem Einfluß von Alkohol. Oft ist sie mit sich selbst so beschäftigt, daß sie nichts anderes wahrnimmt. Sie redet mit sich selbst und macht merkwürdige Gebärden. Sie hat eine sehr zänkische Natur und kann leidenschaftlich schimpfen.

Unter der Geburt leidet sie schwer und beklagt sich dementsprechend. Auf Fragen der Hebamme, wo es ihr wehtut, beschwert sie sich noch vehementer, ohne aber zu sagen, was eigentlich los ist. Sie kann in einem Moment weinen und im nächsten in unkontrollierte Lachanfälle ausbrechen. Im Gehirn spürt sie einen betäubenden Druck, die Augen glänzen und starren, die Pupillen sind erweitert, ganz so, als hätte sie zu viel Moschusparfum geschnuppert. Ihr Bauch ist aufgebläht mit viel Kollern und furchtbar stinkenden Blähungen. Der Urin ist entweder klar wie Wasser und sehr reichlich oder spärlich und dick wie Hefe. In der Ohnmacht ist sie kalt und blaß. Als besonderer Ausdruck ihres Eigensinns und ihrer Hysterie bringt ihr Körper das Paradoxum fertig, eine rote, kalte Wange und eine blasse, warme Wange zu erzeugen.

Symptomenverzeichnis Krämpfe

Zeitpunkt:
Geburt, auch nach der: *Belladonna; Veratrum album*

Auslösende Ursachen:
Berührung: *Nux vomica*
Eindrücke, geringste äußere: *Nux vomica*
Emotionen: Ärger: *Chamomilla, Nux vomica*
Euphorie: *Coffea*
Kummer durch Schreck: *Ignatia*
Nachrichten, schlechte: *Veratrum album*
Nachrichten, freudige: *Coffea*
Schreck: *Aconit, Opium*
Erschöpfung: *Caulophyllum*
Erschütterung: *Nux vomica*
Geräusche: *Nux vomica*
Hitze: *Opium*
Licht, helles: *Nux vomica*
Wehen, unterdrückte: *Opium*

Begleitsymtpome:
Angst: *Aconit, Arsen, Cimicifuga*
Beißen: *Belladonna*
Delirium: *Belladonna, Veratrum viride, Zincum*
Hysterie: *Moschus*
Koma: *Belladonna, Nux vomica, Zincum, Opium*
Lähmung der Zunge: *Belladonna*
Manie: *Moschus, Veratrum album*
Muttermund, rigide: *Caulophyllum, Chamomilla, Chloroform*
Schaum vor dem Mund: *Belladonna, Opium, Veratrum album*
Schlaf, danach: *Belladonna, Opium*
Stuhlgang, unwillkürlich: *Belladonna*
Unruhe: *Aconit, Belladonna*
Urinabgang, unwillkürlich: *Belladonna*
weinerlich: *Moschus*
Zähnefletschen: *Coffea*

Gesicht:
blaß: *Belladonna, Cimicifuga, Ignatia, Veratrum*
geschwollen: *Coffea, Opium, Veratrum*
rot: *Aconit, Coffea, Ignatia, Opium, Veratrum viride*
dunkelrot: *Belladonna*
eine Backe rot: *Chamomilla, Moschus*

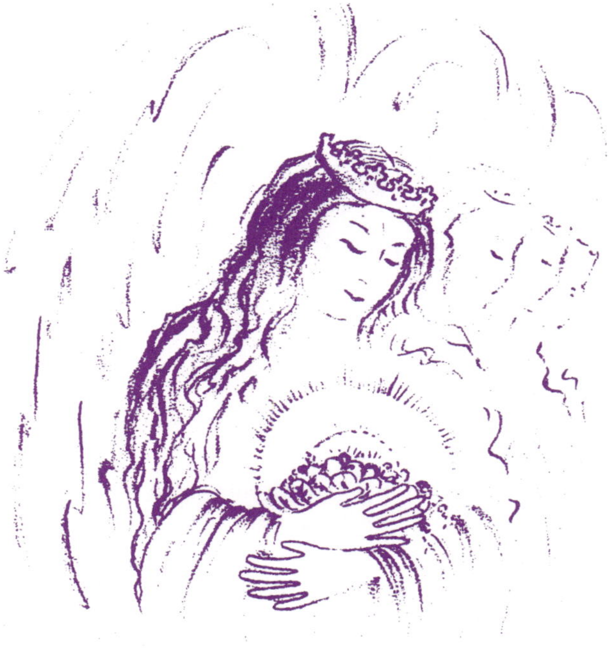

2. Die Übergangsphase

Erbrechen

Bei Erbrechen in der Übergangsphase mit Stuhl- oder Harndrang eine Gabe *Nux vomica* C 200 geben.

Sulfur *(Schwefel)*
Die Sulfur-Frau ist mit einer heiteren, gelassenen Stimmung gesegnet. Sie hat jedoch den Bezug zur Realität verloren und alles erscheint ihr himmlisch. Alles ist schön, alles ist gut, alles ist in Ordnung. Sie sieht nur die positiven Seiten des Lebens. Nichts stört sie, sogar eine häßliche Umgebung erscheint ihr wunderschön. In diesem abgehobenen Zustand können verschiedene Probleme auftreten, vor allem in der Übergangsphase, wie z.B. Krämpfe oder das Ausbleiben der Preßwehen.

Stirnlage

Eine Stirnlage des Kopfes wird meist mit *Aconit* C 200, nach jeder Wehe eine Gabe, normalisiert oder soweit entspannt, daß der Kopf manuell in den Geburtskanal eingestellt werden kann.

Fruchtwasserabgang

Der Muttermund kontrahiert spasmodisch, das Gesicht ist heiß und trocken, die Wehen können heftig und schmerzhaft sein oder aussetzen. Dieser Zustand verlangt nach *Belladonna*.

3. Die Austreibungsphase

Wenn die Eröffnungsphase gut eingeleitet ist, verläuft die Austreibungsphase meist ohne Komplikationen.

Fehlende Preßwehen

Caulophyllum *(Frauenwurzel)*
Wenn sich bei der Geburt das Gefühl festsetzt, jetzt geht gar nichts mehr voran, dann wartet Caulophyllum auf seinen Einsatz. Die Caulophyllum-Gebärende ist erschöpft, resigniert; die Geburt stagniert, sie hat schon zu lange gedauert und scheinbar ihre letzten Reserven verbraucht. Der Muttermund ist zu rigid. Es sticht wie von Nadeln im Muttermund. Die Preßwehen werden immer schwächer und unregelmäßiger oder können ganz aussetzen. Die Genitalien sind sehr feucht. Die Gebärende fühlt sich fiebrig und hat großen Durst. Aus dieser Erschöpfung heraus können sich Krämpfe entwickeln.
Geben Sie eine Gabe *Caulophyllum* C 200.

Belladonna *(Tollkirsche)*
Dieses Mittel paßt besonders dann für die Preßwehen, wenn das Blut nach oben schießt, die Augäpfel blutunterlaufen sind und die Adern zu platzen drohen.
Sollten sich die Preßwehen, besonders bei älteren Erstgebärenden, lange hinziehen und Wadenkrämpfe auftreten, so ist *Belladonna* C 200 zu geben.

Dammschutz

Die Gewebe der Vulva und des Dammes müssen entsprechend nachgeben, damit der Kopf geboren werden kann. Wenn die Muskulatur zu fest und unelastisch ist, kann der Kopf nicht nach vorne rücken, oder es kann zu einem Dammriß kommen. In der Regel läßt man es aber in der Klinik nicht dazu kommen, sondern macht vorher einen Dammschnitt, da er einfacher zu nähen ist als ein Riß.

- Durch die Anwendung von Kaffee kann der Riß vermieden werden. Kochen Sie gleich zu Beginn der Geburt einen *starken Kaffee*. Lassen Sie ihn etwas abkühlen und halten sie ihn in einer Thermoskanne bereit. Tupfen Sie mit einem Tuch ein paar Mal den Kaffee auf den Damm, die äußeren Geschlechtsorgane und den After. Sie können auch eine Windel als Kompresse verwenden und mit sehr warmem Kaffee, Öl oder einfach Wasser tränken. Es kommt schnell zur Entspannung, und der sanften Geburt steht nichts mehr im Wege. Siehe auch Seite 17.
- Sie können der Gebärenden auch eine Gabe *Coffea* C 200 geben oder, wenn sie mag, etwas Kaffee.

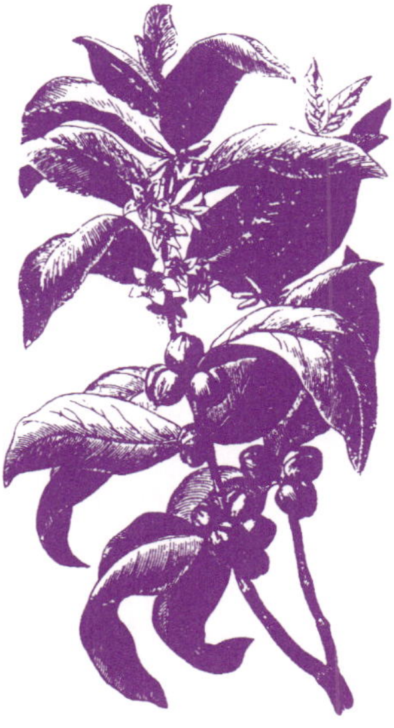

Kaffee

Die nachgeburtliche Versorgung

Blutungen

Im Normalfall bleibt die Placenta bis zu den ersten Nachwehen fest an der Gebärmutter. Nach dem Lösen der Nachgeburt sind leichte Blutungen normal. Für die Verordnung des richtigen homöopathischen Mittels ist die Kenntnis der Ursache von Vorteil. Auch Risse können stärkere Blutungen verursachen. Hier ist *Calendula Urtinktur* innerlich und äußerlich verdünnt in häufigen Abständen zu verabreichen.
Durch das genau passende Mittel hören die Blutungen schnellstens auf. Wenn das richtige Mittel nicht aufgeführt ist, muß unverzüglich eine blutungsstillende Spritze gegeben werden.
Siehe homöopathische Behandlung Seite 25 und Erfahrungsbericht Seite 55.

Dosierung:	Viertelstündlich eine Gabe der C 200.

Aconitum napellus *(Acon.)*
große Angst, Blut hellrot
Die Todesangst ist ausschlaggebend für Aconit. Die Frau traut sich kaum, sich zu bewegen. Beim Aufsitzen im Bett wird sie ganz blaß und schwindelig und kann ohnmächtig zurückfallen. Es herrscht sehr viel Aufregung im Geburtszimmer oder Kreißsaal. Die Blutung ist aktiv mit hellrotem Blut.

Arnica *(Arn.)*
Wundheitsgefühl, nach schwieriger Geburt
Die Frau empfindet ihren Körper wie wund. Beim Sitzen oder Liegen tun ihr die Stellen weh, die aufliegen. Die Blutung ist aktiv, es kommt hellrotes Blut mit größeren Klumpen. Von der Magengrube her fühlt sie sich elend. Ihr Kopf ist heiß, aber der übrige Körper kühl bis kalt, speziell die Füße. Arnica ist besonders wichtig, wenn die Entbindung langwierig und erschöpfend war oder wenn das Kind mit der Saugglocke oder der Zange herausgeholt wurde.

Millefolium *(Mill.)*
Müdigkeit, schmerzlos, starke Blutung
Die Geburt hat die Frau angestrengt, und plötzlich setzt eine reichliche, hellrote Blutung ein. Sie spürt keine Schmerzen und sorgt sich auch nicht sehr um die Blutung. Sie muß immer wieder gähnen und macht einen müden Eindruck. Wenn Sie kein potenziertes Millefolium zur Hand haben, können Sie auch Schafgarbentee kochen und zu trinken geben.

Ipecacuanha *(Ip.)*
Übelkeit, Schwäche, Kälte
Meist ist der Frau die ganze Zeit übel, sie fühlt sich schlapp und muß nach Luft schnappen. Sie sieht blaß aus, und der Körper ist kalt. Manchmal hat sie schneidende Schmerzen um den Nabel herum. Es kann ihr so übel sein, daß sie erbrechen muß; dann schießt das Blut heraus, während sie sonst langsam hellrotes Blut verliert.

Hamamelis *(Ham.)*
Empfindungslosigkeit, dunkles Blut
Die Frau fühlt sich erschöpft, hat wenig Empfindungen im Unterleib und zeigt keine Aufregung über die Blutung, die langsam, aber stetig ist. Das Blut ist in der Regel dunkel, manchmal kann zwischendurch rotes Blut herausspritzen.

Zurückgebliebene Placenta

Normalerweise löst sich die Placenta 10–30 Minuten nach der Geburt des Kindes. Auch hier haben wir nach einer homöopathischen Behandlung selten erlebt, daß sich die Nachgeburt verzögert. Eine erfahrene Hebamme wartet ab, um ein klares Bild zu erhalten. Auf das richtige Mittel hin löst sich der Mutterkuchen innerhalb kürzester Zeit.
Wichtig in diesem Zusammenhang ist auch, daß die Frau ihr Baby gleich nach der Geburt an die Brust nimmt und saugen läßt. Dadurch werden Hormone ausgeschüttet, die eine Rückbildung des Uterus bewirken und helfen, die Nachgeburt leichter auszutreiben.
Die Placenta hat sich manchmal zwar schon gelöst, aber sie kann wegen der prall gefüllten Blase nicht geboren werden. Diese Situation kommt besonders in der Klinik vor, wenn viele Infusionen verabreicht worden sind. Die Geburtsgänge sind so geschwollen, daß kein Gefühl für die volle Blase da ist.

- *Dosierung:* Eine Gabe des passenden Mittels in der Potenz C 200 genügt in der Regel.

Belladonna *(Bell.)*
Placenta löst sich nicht
Die Frau hat das Gefühl, als ob die Gebärmutter nach außen herausgedrängt würde. Das Kreuz schmerzt, als ob es durchbrechen wollte. Heiß-rotes Gesicht mit blutunterlaufenen Augen. Belladonna ist wichtig bei Blutungen aufgrund der zurückgebliebenen Placenta (Mutterkuchen). Die Blutung kommt immer nach den Nachwehen, sie ist reichlich, hellrot und heiß.

Nux vomica *(Nux-v.)*
Äußerst zusammenziehende Schmerzen. Der sogenannte "Sanduhrkrampf" (Verengung der Gebärmutter zur Mitte hin, wie bei einer Sanduhr) kann entstehen.

***Pulsatilla** (Puls.)*

Die Frau ist traurig, daß die Geburtsvorgang immer noch nicht beendet ist. Der Unterleib ist heiß, rot, wund und berührungsempfindlich. Frische Luft tut ihr gut. Dunkles, klumpiges Blut kommt stoßweise. Häufig liegen Verwachsungen des Uterus zugrunde (auch bei Caulophyllum und Secale).

***Sepia** (Sep.)*

„Sanduhrkrämpfe“ mit kurzen, schießenden Schmerzen im Gebärmutterhals. Kalte Hände und Füße mit Hitzeschüben.
Starke Blutungen, die der Nachgeburt folgen, sind meistens lebensbedrohlich, besonders wenn die Placenta an der Nabelschnur „herausgerissen“ wurde. So etwas sollte nicht passieren, kommt aber doch gelegentlich aus Ungeduld und Unerfahrenheit vor. Das passende homöopathische Mittel vermag zwar die Blutung in kürzester Zeit zu stoppen, aber dafür ist eine umfassende Mittelkenntnis notwendig. Für den Fall, das keine blutstillende Spritze zur Verfügung steht, sollte man unbedingt mit allen anderen Maßnahmen der Blutstillung vertraut sein: kalte Wasseranwendungen, Eispackungen auf den Uterus.

Zur Behandlung des Neugeborenen gleich nach der Geburt mit Konakion!

Die Neugeborenen bekommen heutzutage nach vorheriger Aufklärung und Einwilligung der Eltern sofort nach der Geburt im Kreissaal 2 mg, d.h. 2 Tropfen oral Konakion (=Vitamin K = Phytomenadion) verabreicht.
Damit beugt man einem Mangel an Prothrombin vor, der für eine innere und äußerliche Blutungsneigung verantwortlich sein soll.

Vitamin K ist für die Bildung des Prothrombins, der inaktiven Vorstufe des Thrombins notwendig. Mangel an Vitamin K entsteht in den meisten Fällen dadurch, daß das durch die Ernährung besonders aus grünen Gemüsen aufgenommene oder im Darm bakteriell synthetisierte Vitamin K bei zu geringen Mengen von Galle im Darm nicht genügend resorbiert wird. Dadurch entsteht ein Mangel an Prothrombin, dessen Folge wiederum eine Verlängerung der Blutgerinnungszeit und Auftreten von Blutungen ist. Bei Neugeborenen und Säuglingen sind Hypoprothrombinämien häufig, z.T. weil die bakterielle Synthese im Darm noch nicht eingesetzt hat.

Nebenwirkungen:
„5-10 mg eines wasserlöslichen Vitamin-K-Präparates haben bei Neugeborenen, besonders bei Frühgeburten zu Innenkörperbildung in Blutkörperchen geführt, höhere Dosen (bis 30 mg) zu Erhöhung des Plasmabilirubingehaltes und hämolytischen Anämien. Nach den hohen Dosen sind auch eine Reihe von Todesfällen durch Kernikterus vorgekommen. Auch bei Erwachsenen haben große Dosen zu Schädigungen geführt, z.B. Abnahme der Gerinnungsfaktoren und pathologischen Leberfunktionsproben.“ (Originalzitat G. Kuschinsky - Taschenbuch der modernen Arzneibehandlung - Thieme Verlag, 8. Auflage).

Es wird sogar empfohlen, Schwangeren 2-3 Tage vor der Geburt 10-20 mg Konakion oral zu geben, damit das Kind beim Geburtsvorgang keine intracerebralen oder auch äußerlichen Blutungen bekommen kann.

So mag es sein, daß man nur aus purer Angst vor einem Vitamin-K-Mangel den Säugling, der sich noch nicht von dem Geburtsschock erholt hat, mit einer spitzen, aggressiven Nadel verletzt.

Damit wird das Kind mit den Spitzen unserer Welt konfrontiert und kann sich nicht dagegen wehren!

Wenn es der Mutter in der Schwangerschaft gut ging, sie nicht eine ernsthafte Leber-Galle-Erkrankung hatte, keine Schlafmittel, Antibiotika, Aspirin, blutverdünnende Medikamente oder Oxytocin genommen hatte, sie sich ausgewogen und ausreichend ernähren konnte, ist ein Vitamin-K-Mangel sicher nicht so leicht bei ihr anzunehmen!

Vitamine in jeglicher Form sind für die Gesundheit jedoch heute unbedingt notwendig. Sie werden in Übermengen leichtfertig verabreicht und eingenommen. Deshalb liegt es auf der Hand, auch dem Neugeborenen gleich die entsprechende Dosis zu verpassen.
Sicher wird das Organ Leber, welches ja die Gerinnungsfaktoren und das körpereigene Eiweiß herstellt und für die Entgiftung beim Neugeborenen verantwortlich ist, auf unnatürliche Weise in seiner Funktion gestört und beeinflußt. Deshalb sind die Folgen Erhöhung des Plasmabilirubingehaltes, Kernikterus und pathologische Leberfunktionsproben. Man kann und soll sich deshalb aus den oben genannten Gründen gegen diese Überbehandlung aufs Schärfste wehren und aufpassen, daß in einem Moment, wo alle noch seelisch und geistig mit der Geburt beschäftigt sind, das eigene Kind nicht gleich in die Hände der Allopathie gerät.

Dr. med. Georg Maier
Homöopathischer Arzt
Krankenhausstr. 2
83527 Haag

Routinemäßig durchgeführte Maßnahmen und Tests bei Klinikgeburten

Rachitisprophylaxe

Ab dem 10. Lebenstag bis Ende des 1. Lebensjahres wird täglich eine Tablette Vigantol meist in Kombination mit Fluor (D-Fluoretten) empfohlen. Inhalt: Vitamin D3, 500 IE täglich.
Wichtigste Nebenwirkungen:
Appetitmangel, Erbrechen, Magen-Darm-Störungen, Kalkablagerungen in den Gefäßen und in der Niere, Erkältungsanfälligkeit, vorzeitige Verknöcherung, Fontanellen schließen sich zu früh.
Empfehlung zur Prophylaxe:
Homöopathische Konstitutionsbehandlung, Sonne, frische Luft und Vitamin-D-haltige Nahrung (Milch etc.)
Therapie:
Rachitis ist homöopathisch heilbar.

Guthrie-Test

Am 3. Lebenstag wird der jungen Mutter im Krankenhaus empfohlen, das Blut des Neugeborenen auf elf verschiedene Stoffwechselkrankheiten untersuchen zu lassen. Manchmal wird den Müttern empfohlen, es bei dem Stich in die Ferse zu stillen. Davon raten wir ab, denn der Säugling assozeiert, daß ihm bei der Nahrungsaufnahme Verletzungen zugefügt werden. Er fühlt sich durch die Mutter nicht geschützt und meint vielleicht sogar, sie hätte ihn gepiesackt. Wer aufgrund schwerer erblicher Belastungen in der Familie diese Blutentnahme veranlaßt, um sein Kind möglichst frühzeitig optimal therapieren zu können, sollte dies nicht vor dem dritten Tag tun. Das Blut ist anfangs zu dick, weil das Kind noch nicht genügend Flüssigkeit aufgenommen hat. Halten Sie Ihr Kind bei der Blutentnahme aufrecht im Arm, so hilft die Schwerkraft mit, das Füßchen gut zu durchbluten. Wärmen Sie das Füßchen zusätzlich gut an und sagen Sie dem Kind, was mit ihm geschieht. Dann sticht die Hebamme in den

Fersenrand, der nicht so schmerzempfindlich ist, wie die Ferse. Der Phenylbrenztraubensäure-Schwachsinn ist eine seltene (1:10.000) rezessiv erbliche Stoffwechselanomalie. Eine phenylamin-arme Diät muß mindestens bis zum 8. Lebensjahr durchgeführt werden, um zu gewährleisten, daß die Kinder normal wachsen.
Gefahr:
Vertrauensbuch durch Verletzungsschock, bei 9.999 Kindern überflüssig.
Empfehlung:
Erst Familienanamnese erheben. Test nur bei begründetem Verdacht durchführen. Gefährdete Frauen in der Schwangerschaft homöopathisch behandeln.
Therapie:
Schwachsinn und Wachstumsstörungen sind homöopathisch heilbar.

Schilddrüsentest

Am 5. Tag mittels Blutabnahme aus der Ferse, um eine Schilddrüsenunterfunktion zu erkennen.
Empfehlung:
Eine gezielte Beobachtung und Familienanamnese ist wirkungsvoller als eine routinemäßige Körperverletzung (die Kinder schreien furchtbar).
Symptome:
Trinkschwäche, Bewegungsarmut; Kinder sind sehr brav, schreien nicht, schlafen viel; teigige Haut, Obstipation.
Therapie:
Homöopathie. In der Schulmedizin werden Schilddrüsenhormone verordnet, wobei die Gefahr von Nebenwirkungen und Überdosierung groß ist.

Konakion

Siehe Artikel von Dr. Maier Seite 52.

ERFAHRUNGSBERICHTE

Eine befriedigende Geburt durch Homöopathie

Zwei meiner Kinder waren bereits mit bewußter Vorbereitung und dem Wunsch nach einer möglichst natürlichen Geburt im Krankenhaus zur Welt gekommen. Die Geburten hinterließen bei mir ein Gefühl der Unzufriedenheit und des Ausgeliefertseins. Bei beiden Kindern war die Geburt vor dem errechneten Termin durch das Öffnen der Fruchtblase in Gang gebracht worden. Es gab während der Geburten einige Zustände, wo ich gerne eine konkrete Hilfe gehabt hätte, zum Beispiel hatte ich ein sehr unangenehmes, durch nichts zu beeinflussendes Zittern und Frieren in den Beinen.
Da beide Kinder ständig Infekte hatten, kam unsere Familie vor knapp 3 Jahren in homöopathische Behandlung. Seither habe ich mit großem Interesse versucht, mich mit den wesentlichen homöopathischen Grundsätzen vertraut zu machen.

Als ich mein drittes Kind erwartete, führte ich mit meiner Ärztin zusammen eine intensive Schwangerschaftsbetreuung durch, die ich als konstitutionelle Hilfe auch für das ungeborene Kind empfand. Auf die Geburt bereitete ich mich mit den entsprechenden Kapiteln aus dem Buch *"Selbstheilung durch Homöopathie"* von C. und R. Roy vor. Ich hatte einen Überblick, welche Mittel für mich drankommen könnten.
Für das Zittern und Frieren der Beine suchten wir noch *Nux vomica* heraus. Meine Ärztin stellte mir eine kleine Entbindungsapotheke mit 24 Mitteln zur Verfügung. Ich nahm ab dem 14 Tag vor dem errechneten Termin *Caulophyllum* D4, 2 x täglich, weil sich mein Muttermund während derersten uwei Geburten nur sehr langsam öfnete und ich Angst hatte, daß es wieder so laufen könnte. Etwa 10. Tage vor dem Entbindungstermin fühlte ich mich psychisch labil und weinerlich. Ich nahm *Pulsatilla* C 30, 1 x täglich bis zur Geburt.
Am errechneten Termin war ich ziemlich überrascht, weil sich absolut nichts tat. Das Warten war mir bei den ersten beiden Geburten erspart geblieben. Mit jedem Tag wurde ich ungedul-

diger, lief treppauf, treppab, badete, hatte auch Wehen, aber unregelmäßig. Am 8. Tag über dem Termin empfahlen mir die Geburtshelfer in der Klinik, mittels einer Scheidentablette (Prostaglandine) die Wehentätigkeit anzuregen. Was sollte ich machen? Diese Ärztin handelte nach bestem Wissen aus Sorge um mein Kind. Ich mobilisierte mein Vertrauen in die Homöopathie und erreichte, daß bis zum nächsten Tag mit der Tablette gewartet wurde, allerdings blieb ich nun zur regelmäßigen Überwachung in der Klinik.

Ich rief meine homöopathische Ärztin an und besprach das Ganze in Ruhe mit ihr. Sie empfahl mir *Pulsatilla* C 200, alle 2 Stunden einen Teelöffel des aufgelösten Mittels zu nehmen. Am frühen Nachmittag fing ich damit an, und gegen Mitternacht war unser dritter Sohn geboren. Einmal brauchte ich noch *Nux vomica* C 200, weil das Frieren und Zittern der Beine wiederkam, pur in den Mund, für eine Auflösung blieb keine Zeit mehr. Nach einem Dammschnitt und der dritten Preßwehe war das Kind da. Die Nachgeburt kam problemlos. 4 Tage nahm ich 2 x täglich *Arnica* C 30 und *Staphisagria* C 200 und *Calendula* C 200 für die schmerzhaft geschwollene Dammnaht. Die Schwellung hielt länger an, aber die Schmerzen wurden schon kurze Zeit nach der Einnahme besser. Scheidenspülungen mit verdünnter *Calendula-Essenz* fand ich sehr angenehm. Die Gebärmutter bildete sich gut zurück, und meine Heamme war sehr zufrieden. Dank einer Gabe *Pulsatilla* C 200 am Ende des 2. Tages nach der Geburt verschwand auch diese unbegreifliche Depression sofort, die ich schon von den anderen Geburten kannte.

Nach dieser Geburt fühlte ich mich rundum zufrieden und dankbar. Unser Sohn ist jetzt ein halbes Jahr alt und vom Verhalten ein viel ausgeglicheneres Baby als die beiden anderen Söhne. Man kann sagen, das sei Zufall. Ich aber weiß, daß die homöopathische Behandlung einen großen Anteil daran hat.

Heide Schrapf,
Hameln/Aerzen

Eine Hausgeburt endet in der Klinik – ein Lernprozeß

Nicht immer ist eine Klinikgeburt zu vermeiden – informieren Sie sich rechtzeitig über Routinemaßnahmen, um ihnen sinnvoll begegnen zu können.

Schon bald, nachdem ich um meine Schwangerschaft wußte, bewegte mich die Frage, wo das Kind zur Welt kommen könnte. Insgeheim dachte ich an eine Hausgeburt, hatte jedoch Bedenken wegen meines Alters (nach schulmedizinischer Sicht war ich immerhin mit 37 Jahren eine überalterte Erstgebärende).
Während dieser Zeit wurde ich mit der Pränatalen Therapie nach Robert St. John behandelt. Ermutigt durch die weitere pränatale und homöopathische Behandlung, festigte sich bei meinem Mann und mir der Entschluß zur Hausgeburt.
In den ersten Wochen der Schwangerschaft fühlte ich mich erschöpft, gereizt, hatte Angst vor dem Kommenden und konnte keine Freude in mir spüren. Ein bedrohliches Drängen im Unterleib ließ mich an einen Abort denken. Ich fühlte mich hundeelend. Nach einer Gabe *Sepia* C 200 und Bettruhe besserte sich mein Zustand innerhalb einer halben Stunde. Das Drängen nach unten sowie meine vorherigen Magenbeschwerden waren von dem Zeitpunkt an vorbei. Noch einige Tage nahm ich täglich eine Gabe Sepia LM60 ein. Als ich nach diesen Tagen meinen Kummer von der Seele weinen konnte, spürte ich, was dieses tiefe Mittel in mir bewegt hatte.
Durch die fortlaufende pränatale Therapie wurden alte Beschwerden wieder aktiviert – Kopfschmerzen, Neuralgien, Absonderungen der Schleimhäute, ein Hühnerauge an der rechten Fußsohle - das alles forderte mich zur Auseinandersetzung heraus. Trotz all dieser Beschwerden fühlte ich mich innerlich meist zuversichtlich und konnte mich auf das wachsende Leben in mir freuen.
Im letzten Drittel der Schwangerschaft traten in den Füßen, Unter- und Oberschenkeln Ödeme auf. Meine Atmung erschwerte sich; nachts mußte ich 4-5 mal Wasser lassen, ohne deutliche Erleichterung zu verspüren. Nach einer pränatalen Behandlung

stellten sich am Tag darauf starke Durchfälle ein, die drei Tage und drei Nächte anhielten. Danach war ich um 5 kg leichter und hatte keine Ödeme mehr.
Die meisten Routineuntersuchungen erübrigten sich für mich, wie z.B. Ultraschall, vaginale Untersuchungen, RR-Kontrollen, Blutuntersuchungen etc.

Eine geeignete Hebamme zu finden, war gar nicht so einfach! Letztendlich fanden wir jedoch eine junge Hebamme, die sich auf Hausentbindung spezialisiert hatte. Mit ihr zusammen trafen wir nun die weiteren Vorbereitungen.
Bei ihren wöchentlichen Besuchen nahm sie ihre Routineuntersuchungen vor: Abhören der Herztöne, Messen des Bauchumfanges, Gewichtskontrolle usw. Auf ihren Wunsch hin ließ ich etwa in der 36. Schwangerschaftswoche eine Ultraschall-Kontrolle machen, um die Lage des Kindes abzuklären. Zu diesem Zeitpunkt ergab der Befund eine normale Schädellage! Auffallend war, daß das Kind sich sowohl beim Abhören der Herztöne mit dem Ultraschallkopf als auch während der Ultraschall-Untersuchung immer wieder drehte und dem Schallkopf auswich.

Homöopathie in Querlage?

Obwohl ich innerlich spüren konnte, daß es in den kommenden Tagen zur Geburt kommen würde, war ich doch überrascht, da ich in regelmäßigen Abständen die Wehen verspürte und der Muttermund schon geöffnet war. Man mußte mit der baldigen Geburt rechnen. Als dann nach Stunden die Hebamme eintraf, hatte ich alle vier Minuten Wehen. Mit allen möglichen Geburtsstellungen versuchten wir, die Geburt zu erleichtern. In den Morgenstunden nahm die Erschöpfung jedoch stark zu. Durch zwei Gaben *Caulophyllum* wurde die Wehentätigkeit nochmals gekräftigt. Nun konnte auch ein tiefer Querstand getastet werden, und der Entschluß, ins Krankenhaus zu gehen, stand fest.
Es gelang dem Geburtshelfer, den Kopf manuell zu lösen und in die richtige Stellung zu bringen. Schon mit der zweiten Preßwehe und mit Hilfe einer Episiotomie konnte das Kind zur Welt gebracht werden.
Wären wir einige Stunden eher in die Klinik gefahren, wäre ich

um einen Kaiserschnitt kaum herumgekommen. Die Querlage, mein Alter, die Ödeme, der ungenaue Geburtstermin - dieses erhöhte Risiko hätten sie so schnell nicht auf sich genommen. Einige Stunden später, wenn die Wehentätigkeit noch mehr nachgelassen hätte, wären Saugglocke und Zange eingesetzt worden. Wir hatten uns im entscheidenden Moment entschlossen zu gehen!

Konfrontation mit der Klinikroutine!

Nun war ich also im Krankenhaus!
Ich selbst hatte meine Krankenschwesternausbildung in einem ähnlich struktuierten Haus gemacht und weiß, wie schnell Patienten, die anders denken und das auch noch sagen, abgestempelt werden. Im Kinderzimmer wurde mir versagt, daß ich "eine von denen sei, die man sich erst erziehen müsse!"
Gleich nach der Erstversorgung im Kreißsaal wurde das Kind ins Kinderzimmer gebracht, ich selbst wollte erst einmal schlafen. Erschöpft von der Anstrengung fror ich und hatte Verlangen nach Wärme. Es wurde mir jedoch eine Eisblase gebracht, die ich auf die Wunde legen sollte, um eine Abschwellung zu erreichen. Später, als mir sehr heiß wurde und ich nach einem kühlen Mineralwasser Verlangen hatte, war es nicht möglich, solches zu bekommen. Das gäbe es nur im Kiosk! Eiswürfel gäbe es auch nicht auf (Privat-)Station und mit Malven- und Pfefferminztee war die Teeauswahl beendet.

Werbung für künstliche Nahrung vorrangig vor Baby!

Als nach Stunden die Kinderschwester mit einem Wagen voll Werbepaketen ankam und wissen wollte, ob sie meine Adresse weitergeben könne, damit ich auch weiterhin beliefert werden könne, gab ich eindeutig zu verstehen, daß ich daran nicht das geringste Interesse hätte - statt dessen endlich mein Kind bei mir haben wollte! Die Kinder sollten jedoch erst am Nachmittag in die Zimmer gebracht werden. Auf mein Drängen hin war man dann doch bereit, mir mein Neugeborenes zu bringen. Die Säuglinge wurden dort jeden Tag, unter Zusatz von schäumenden

Badezusätzen gebadet. Ich wollte, daß mein Kind nicht mehr gebadet werden sollte, was natürlich sehr befremdend für das Pflegepersonal war.
Es war mir ein großes Anliegen, die nachgeburtliche Versorgung des Kindes so vorzunehmen, wie es in dem Buch "Selbstheilung" von Ravi und Carola Roy beschrieben ist. Bei der Geburt wog Anna nur 2490 g. Deswegen wurde mir empfohlen, zuzufüttern. Ich bestand jedoch darauf, die Kleine häufiger anzulegen, und so ergab sich kein Problem mit dem Stillen, und auf Zufütterung konnte verzichtet werden. Es wurde mir auch angeboten, ein Spray zu verwenden, welches dem Kind die Anstrengung des Saugens ersparen solle. Natürlich lehnte ich ab. Die Ablehnung aller Tests überraschte den Kinderarzt, aber in einem Gespräch konnte mein Mann unsere Einstellung dazu klarstellen.
Die Tatsache, daß meinem Mann, der selbst Arzt ist, und der Geburtshelfer uns beiden bekannt ist, war von großem Vorteil. Ich alleine hätte mich sicher nicht so behaupten und durchsetzen können.
Auf Grund dieser Erfahrung scheint es mir besonders wichtig, sich vorher mit dem auseinanderzusetzen, was auf einen zukommen kann und das Gespräch mit dem behandelnden Arzt zu suchen.
Im Moment des Geschehens ist es kaum mehr möglich, etwas abzuwenden!
Nach vier Tagen verließ ich das Krankenhaus. Die homöopathische Nachbehandlung half mir wieder entscheidend weiter. Einige Gaben *Calcium carbonicum C 200,* und meine Schwäche besserte sich innerhalb von Tagen. Die Rückbildung der Gebärmutter war durch Arnica gewährleistet.

Im Nachhinein war es für mich entscheidend, daß ich spüren konnte, daß mir keine große Gefahr drohte, da trotz aller Hürden eine deutliche Führung in uns war. Das Erleben von Schwangerschaft und Geburt hat uns ermutigt, diesen Weg weiterzugehen. Anna-Maria wächst und gedeiht prächtig!

Helga Meier - Homöopathin/Heilpraktikerin in 83527Haag/Obb.

Flexibilität bei der Wahl des Geburtsortes

Der folgende Erfahrungsbericht soll darauf hinweisen, wie notwendig es ist, bei der Wahl des richtigen Geburtsortes auch extreme Situationen im Vorfeld zu besprechen.

Wir suchten für die Geburt unseres ersten Kindes einen harmonischen Ort und glaubten, daß ein Geburtshaus genau der richtige Platz wäre. Wir fühlten uns in der schönen Umgebung gut aufgehoben und freuten uns auf den natürlichen Geburtsverlauf – ohne Wehenmeßgerät, mit schulmedizinischer Versorgung nur im Notfall – Anwendung von Akupressur und anderen alternaterven Methoden – freie Beweungs- und Gebärmöglichkeiten.
Doch als ich mit heftigen Wehen einen Tag vor dem errechneten Geburtstermin im Geburtshaus meiner Wahl erschien, herschte dort ein großer Andrang von Gebärenden. Diese Notsituation erstickte den alternativen Ansatz des Hauses im Keim. Ich wurde sofort an ein Wehenmeßgerät angeschlossen und anschließend mit einem Wehenhemmer versorgt, da die Wehen angeblich nicht stark genug waren, nach Hause geschickt. Vorgezogen wurden in dem Getümmel jene Frauen, die einen Blasensprung hatten.
Nach einigen Stunden setzten die Wehen wieder ein und wir brachen erneut auf. Durch den bisherigen Ablauf war ich verunsichert worden und verlor das Vertrauen in mein inneres Gespür. Widerstandslos willigte ich in alle Maßnahmen ein: Anritzen der Fruchtblase, Hinlegen und Weghecheln bei den Preßwehen wegen ungenügender Öffnung des Muttermundes, erneutes Spritzen eines Wehenhemmers. Daraufhin setzten die Herztöne des Kindes aus. Der natürliche Geburtsverlauf hatte schon lange keine Chance mehr. Es wurde ein Dammschnitt gemacht, und die Hebamme legte sich auf meinen Bauch, um das Kind herauszudrücken, wobei es der Arzt von unten zog.
Trotz allem ging es dem Kind anfangs erstaunlicherweise sehr gut. Es schaute mit großen, offenen Augen wie ein Engel umher. Allerdings lief es beim ersten Stillen blau an, worauf es sofort auf die Intensivstation verlegt wurde. Nach zwei Tagen durfte es wieder zu mir.

Meine weiteren drei Kinder brachte ich zu Hause mit einer Hebamme zur Welt, wobei ich mir vorsorglich für ihren Ausfall eine Ersatzhebamme ausgesucht hatte.
Bei diesen Geburten fand ich mein Vertrauen in meine innere Kraft als Frau und Mutter wieder.

Helena Nievergelt, CH-Bäretswil

Blutungen nach der Geburt

Nach einer glücklich verlaufenen Hausgeburt mit homöopathischen Unterstützung wurde unsere zweite Tochter geboren. Doch trotz einer Gabe Arnika C 200 waren die Nachblutungen viel zu stark, weil nämlich ein Stück der Placenta in der Gebärmutter geblieben war. Ich war nahe daran das Bewußtsein zu verlieren, und die Hebamme wollte mir eine blutstillende Spritze geben. Mein Mann konnte sie überreden, noch eine Minute abzuwarten.
Wegen der hellroten, auffällig heißen, starken Blutung gab er mir eine Gabe *Belladonna* C 200. Augenblicklich nahm die Blutung ab, ich fühlte mich gestärkt, hatte wieder ein klares Bewußtsein, und der Rest der Placenta kam heraus. Das Medikament war nicht mehr nötig.

Helena Nievergelt, CH-Bäretswil

Bekenntnis eines Ultraschallabtrünnigen

Als Ende 1970, Anfang 1980, die Humanmedizin vom Ultraschallfieber gepackt wurde, konnte auch ich aufgrund meiner Neugierde, im menschlichen Körper alles sehen und demonstrieren zu müssen, nicht widerstehen und entschloß mich kurzerhand, ein Ultraschallgerät zu kaufen.
Schnell wurden im Handumdrehen einige Kurse absolviert, ein Attest über den Ausbildungsnachweis erworben, und los ging es!

Während meiner klinischen Ausbildungszeit in einem kleinen Kreiskrankenhaus 1974-1979 wurden Ultraschalluntersuchungen in der Geburtshilfe und in der Inneren Medizin durchgeführt. In wenigen Einzelpraxen (Gynäkologie, Innere Medizin) standen damals Ultraschallgeräte zur Verfügung. Heute, 1989, gründet kein Gynäkologe, Allgemeinarzt, Röntgenologe oder Internist eine Praxis ohne Ultraschallgerät. Das Gerät ersetzt heute weitgehend das Stethoskop, die tastenden und fühlenden Hände, den sicheren und durch nichts zu ersetzenden Blick des menschlichen Auges.

Die Ultraschallmeßtechnik bedient sich der Piezoelektrizität (piezo in griech.=pressen, drücken) unter Verwendung eines Quarzkristalles, der bei mechanischer Beeinflussung seiner Oberfläche elektrische Ladungen auftreten läßt. Umgekehrt führt eine Wechselspannung zu synchronen mechanischen Schwingungen des Kristalles. In der medizinischen Diagnostik finden Schwingungen mit einem Frequenzbereich von 1 - 10 MHZ Verwendung (Kammerton a = 440 HZ).

Die in Gewebe eindringenden Schallwellen lassen an Grenzflächen unterschiedlicher Gewebsdichte Echos entstehen, die wiederum auf den Kristall auftreffen, mit dessen Hilfe sie unter Verwendung einer Kathodenstrahlröhre sichtbar gemacht werden können. Der Kristall hat somit Sende- und Empfängerfunktion.

Die Ultraschalluntersuchungen bei Schwangeren erbringt verschiedene Meßdaten wie: Fruchtblasendurchmesser, Scheitelsteißlänge, Gebärmutterdurchmesser, seitlicher Kopfdurchmesser, Bauchquerdurchmesser.

Die Lage des Kindes oder der Kinder läßt sich feststellen, ebenso Fehlbildungen. Der Mutterkuchen kann beurteilt und lokalisiert werden. Die Herztätigkeit wird ebenso sichtbar gemacht wie das Geschlecht.

Vor allem wird Ultraschall heute bei der Unfruchtbarkeit oder in der sogenannten Fortpflanzungsmedizin eingesetzt. Ohne Ultraschall wäre diese Entwicklung nicht möglich gewesen.

Die zur künstlichen Befruchtung notwendigen Eizellen werden, nachdem erst eine hormonelle Stimulation durchgeführt wurde, kurz vor dem Eisprung gemolken, d.h. sie werden bei Ultraschallbeobachtung durch die Scheide (ohne Vollnarkose) aus dem Eierstock abpunktiert. Dazu müssen die Eizellen vom 6. Zyklustag an mit Ultraschall beobachtet werden. Das bedeutet, es werden fast ununterbrochen Ultraschalluntersuchungen durchgeführt!
Ein weiteres ausgedehntes Anwendungsgebiet ist die pränatale, medikamentöse oder operative Behandlung des Embryos.

Man kann bereits heute mit einer Sonde oder einem Katheter nach vorheriger Amniozentese (Amniopunktion = Punktion der Eihäute durch die Bauchdecke) Medikamente wie z.B. Betablocker (die bei zu schnellem Herzschlag des Feten eingesetzt werden) unter US-Kontrolle in das Herz einbringen und so den Herzrhythmus bremsen.
Auch werden bereits Mißbildungsoperationen am wachsenden Kind im Mutterleib vorgenommen.

Diesem ganz neuen Zweig der Medizin sind keine Grenzen gesetzt - man steht erst am Anfang einer neuen Entwicklung. Wenn man sieht, wie häufig der menschliche Körper insgesamt, vor allem aber die Ei- und Samenzellen sowohl beim ganz jungen Mehrzeller als auch beim sich weiterentwickelnden Wesen mit Schallwellen beschossen werden, kann einem ganz Angst werden. Eigentlich reichen die radioaktiven Strahlen, die Ionenstrahlen, die Röntgenstrahlen, die elektromagnetischen Strahlen, die unser Körper tagtäglich aufnehmen muß, als Belastung aus. Bisher wird in der Schulmedizin jegliche schädigende Wirkung der Ultraschall-Wellen verneint.

Ich bin der Meinung, daß hochfrequente Schwingungen in einem Frequenzbereich von 1 -10 MHZ die Energieverteilung und vor allem die Chakren im menschlichen Körper ganz entschieden stören. Ebenso werden an der DNA und RNA in den Zellen und Keimzellen Veränderungen hervorgerufen. Es gibt schon genügend kritische Stimmen, die von der Schädlichkeit des US überzeugt sind, wie C. Lage-Roy in ihrem Artikel „Ultraschall-Routineuntersuchung – sinnvoll oder gefährlich?" (Homöopathischer Ratgeber Nr. 6) ausführte.

Sicher kann man nicht Vermutungen aussprechen, ohne ernsthafte Beweise erbracht zu haben. Aber erst müssen wir die Aufmerksamkeit der Patienten durch Aufklärung und Presse über die schädliche Wirkung des Ultraschall erhöhen, um dann mit deren Erfahrungen, Erlebnisberichten und unseren Beobachtungen echte Beweisführung erbringen zu können.

Meine Euphorie und Neugierde, was Ultraschall-Untersuchungen anbelangt, ist gänzlich geschwunden.

Dr. med. Georg Maier, Homöopathischer Allgemeinarzt
Krankenhausstr. 2, 83527 Haag

Literatur:

G. Martius - Lehrbuch der Gynäkologie (Thieme-Verlag)

Unfruchtbarkeit – ein ungelöstes Problem SZ 5./6. Jan 1989

Der Homöopathischer Ratgeber - Heft 6

Homöopathische Geburtsbegleitung in der Klinik

Gerade in der Schwangerschaft finden viele Familien den Weg zur Homöopathie. Zum einen besteht in dieser Zeit eine erhöhte Sensibilität und Öffnung nach innen. Zum anderen drückt die Art und Weise, wie die Schulmedizin sich dieses „Zustandes" bemächtigt hat, wenig Vertrauen in die Prozesse des Werdens und Lebens aus. Die hoffnungsvolle Zeit der Schwangerschaft und Geburt sind als Krankheit kontrolliert und verwaltet. Da bleibt heute einem einfühlenden Mediziner kaum Spielraum.

Ist nun die homöopathische Begleitung der Schwangerschaft von jeder Frau noch frei wählbar, so kann es für diejenigen, die nicht zu Hause entbinden können oder wollen, bei der Geburt problematisch werden. Einige Frauen aus meiner Praxis hatten versucht, die homöopathische Behandlung auf jeden Fall in der Klinik weiterzuführen, offen oder versteckt Kügelchen lutschend. Aber gerade die Geburt erfordert absolute Konzentration und Geborgenheit, und so waren wir alle mit der bestehenden Situation unzufrieden. Als wieder drei Entbindungen anstanden, rief ich den Leiter der hiesigen geburtshilflichen Abteilung im Krankenhaus an und erklärte ihm unser Problem. Er war sehr offen und sagte bereitwillig zu, daß ich die Geburt unterstützend homöopathisch begleiten könnte. Einzige Bedingung: die Kontrolle des Neugeborenen müßte gewährleistet sein, sprich CTG.

Im letzten halben Jahr sind nun schon einige Kinder unter diesen Voraussetzungen geboren worden. Sehr selten riefen die Hebammen oder die Väter um Rat an. Meist reichten die Hinweise in dem Ratgeber Geburt, um die richtigen Arzneien herauszusuchen. Seitdem verlaufen die Geburten insgesamt harmonischer und komplikationsloser. Mehr Probleme gibt es noch mit dem Wochenbett und der Versorgung der Neugeborenen. Der Neugeborenenikterus tritt trotz *Aconit* häufig auf, im allgemeinen ist *Natrium sulfuricum* die helfende Arznei. Eine Phototherapie war jedenfalls bei keinem Kind mehr nötig. Vom Dammschnitt läßt sich kaum jemand in der Klinik abbringen, obwohl wir bei den Hausgeburten die Erfahrung gemacht haben, daß wir in *Coffea* eine verläßliche Hilfe haben. Wenn also ein Schnitt gemacht wird, macht dieser fast immer Probleme und beeinträchtigt das Wohlbefinden erheblich. Zum *Arnica*, das die Wöchnerin sowieso einnimmt, brauchen wir hier immer noch *Staphisagria* und *Calendula*.

Um die Hebamme mehr zu integrieren und zu mobilisieren, bieten wir jetzt Fortbildungsveranstaltungen für Homöopathie bei Geburt und Wochenbett an. Die freiberuflichen Hebammen, die die Hausgeburten betreuen oder die Wochenbettpflege nach der ambulanten Entbindung übernehmen, haben sich im Rahmen ihrer Fortbildung ein Wochenendseminar über die homöopathische Geburtsvorbereitung und -begleitung gewünscht. Und von den umliegeden Kliniken kommen jetzt Anfragen nach dem Homöopathischen Ratgeber Geburt.

Von diesen kleinen Schritten geht eine deutliche Entlastung für mich als Therapeutin aus. Und für die werdenden Mütter und Väter ist dieser entspannte Zustand eine große Hilfe; es wird Energie frei, sich in den Geburtsprozeß ganz hineingeben zu können.

Irma Fehr-Knüppel
Homöopathische Ärztin
Höppergang 3
Hameln

Eine Hebamme berichtet „Ich mache Hausgeburten“

Motive von Schwangeren für eine Hausgeburt sind folgende: keinen Schichtwechsel zu erleben, kontinuierliche, höchst individuelle Betreuung von einer bekannten Hebamme in einer vertrauten Umgebung.

Seit 8 Jahren betreue ich Hausgeburten und habe das Vertrauen und das Wissen in diese Art der Geburtshilfe zum Größtenteil von einer alten Hebamme gelernt, die über 42 Jahre Hausgeburtserfahrung hat.
Wichtig dabei ist, mit Spürsinn, Wachsamkeit und so wenig technischen Mitteln wie möglich Kontrolle über den Geburtsverlauf zu haben, damit das Vertrauen der Gebärenden zu sich und zu ihren Fähigkeiten nicht gestört wird. Durch jegliche Manipulation kann die Gebärende aus dem Gleichgewicht geworfen werden.
Es gehört viel Erfahrung dazu, den Geburtsverlauf richtig einzuschätzen und ihm dadurch Freiheit zu geben. Ich versuche, mich den individuellen Bedürfnissen der Gebärenden anzupassen – z.B. vertikale Position, Essen und Trinken anbieten, Wassergeburt, lange Austreibungsphasen und vieles mehr. Nichts ist widersinnig, alles hat seine Berechtigung und stärkt das Vertrauen in den eigenen Körper und mobilisiert Kräfte und Selbstheilungsregulatoren.
Das gegenseitige Vertrauensverhältnis zwischen Schwangerer und Hebamme sollte schon während der Schwangerschaft entstehen. Zu Hause gibt es dann ein vertrautes, konzentriertes, kreatives Geburtsteam aus Gebärender, dem Partner, der Hebamme und evtl. noch einer Freundin.
Auch die Hebamme ist nicht abgelenkt durch Klinikroutine. Diese gewonnene Kraft kommt der Konzentration zugute, um auch Kleinigkeiten zu erkennen: Das Verhalten der Gebärenden, ihr Blick, ihre Ausstrahlung, ihre Ängste, ihre Atmung, ihre Stellung, ihre Wehen, ihre Haut, die kindlichen Herztöne, mein äußerer Tastbefund – das alles zusammen gibt Auskunft über den Zustand von Mutter und Kind.

Auch mit wenigen vaginalen Untersuchungen kann man beurteilen, ob die Geburt voranschreitet, und dabei muß man dem Muttermund nicht diese große, isolierte Bedeutung geben (oft überbewertet wie ein Leistungssymbol für einen “guten” oder “schlechten” Geburtsfortschritt). Jede erfahrene Hebamme weiß, welch irrwitzige Progression ein Muttermund durchmachen kann.
Mein Ziel als Hebamme liegt darin, der Qualität des Geburtserlebnisses mehr Raum zu geben durch Körper- und Seelenerfahrung. In jeder Geburt steckt für die Frau und die Familie die Potenz eines der beglückendsten und intensivsten Erlebnisse im Leben.

Susanna Roth, Hebamme, Nördliche Auffahrtsallee, München

Bezugsquellen

Homöopathische Geburtsapotheke
Ravi Roy
Versand für Homöopathie und gesundheitsfördernde Produkte
Breite 2, D-82418 Murnau, Tel. 0 88 41-44 55, Fax 42 98

Brustpumpen, Brustschilder

AMEDA GmbH, Birkenstr. 8, D-72116 Mössingen
Tel. 0049 - (0) 74 73-40 61, Fax 0049 - (0) 74 73-2 41 05
Tel. 0041 - (0) 41-78 55 11, Fax 0041 - (0) 41-7 85 51 50
Informationen über 480 Verleihstellen in Deutschland, Österreich, Schweiz

MEDELA Medizintechnik
Postfach 11 48, D-85378 Eching
Tel. 0049 - (0) 89-3 19 75 90, Fax 0049 - (0) 89-31 97 59 99
Schweiz, Tel. 0041 - (0) 41-7 69 51 41, Fax 0041 - (0) 41-7 69 51 01

AVENT Milchpumpen
Am Buchberg 7, D-82335 Berg
Tel. 0049 - (0) 130-11 48 39, Fax 0049 - (0) 130-1 83 39 54

Brustschilder u. Stilleinlagen
Sonne, Mond & Sterne, Zentrum für Geburt und Elternschaft
Mühlackerstr. 49, D-75447 Diefenbach
Tel. 0049 - (0) 70 43-55 56
auch über La Leche Liga (Adressen s. unten) erhältlich

Natürliche Säuglingspflege, B & W Naturpflege
Grenzstr. 7, D-42555 Velbert
Tel. 0049 - (0) 20 52-9 52 40

Versand von Baby- u. Stillartikeln, Naturproduktehaus Feige
Altenkirchener Str. 27, D-53567 Asbach
Tel. 0049-(0) 2683-96 71 71 + 72, Fax 0049 - (0) 26 83-96 71 73

Bella * donna natürlich, Versandhandel für Mensch und Natur
Neugartenstr.29, 83209 Prien,
Tel.+ Fax 08051-62245

Hebammenverbände

Bund freiberuflicher Hebammen Deutschland e.V.
Geschäftsstelle: Am Alten Nordkanal 9, D-41748 Viersen
Tel.0049 - (0) 21 62-35 21 49, Fax 0049 - (0) 21 62-35 85 85 92
(Adressen freiberuflicher Hebammen sind auch von den Gesundheitsämtern zu erfahren.)

Bund Deutscher Hebammen e.V.
Postfach 1724, D-76006 Karlsruhe
Tel.0049 - (0) 7 21-98 18 90, Fax 0049- (0) 7 21-9 81 89 20

Selbsthilfegruppen und Institutionen

ABC-Club Darmstadt
Internationale Drillings- u. Mehrlingsinitiative e.V.
Frau Grützner, Strohweg 55, D-64297 Darmstadt
Tel.0049 - (0) 61 51-5 54 30, Fax 0049 - (0) 61 51-59 63 88

AKG-Arbeitskreis Kunstfehler in der Geburtshilfe e.V.
Zentrale Beratungs- und Dokumentationsstelle
Münsterstr.261, D-44145 Dortmund
Tel.0049 - (0) 2 31-52 58 72

Aktion „Eltern helfen Eltern"
Steinstr. 70, D-35390 Gießen
Tel.0049 - (0) 6 41-3 33 30
(halbjährliche Broschüre ,Elternservice, Kinder- und Jugendtelefon, Kurse, Vorträge.)

Aktionskommitee „Kinder im Krankenhaus" e.V.
Kirchstr.34, D-61440 Oberursel
Tel.0049 - (0) 61 72-30 36 00

Arbeitsgemeinschaft freier Stillgruppen (AFS)
Angelika Reck 0049 - (0) 22 41-34 13 28

Beratungsstelle für „Natürliche Geburt und Elternsein"
Beratung für Pränataldiagnostik und Hebammenpraxis
Häberlstr.17, D-80337 München
Tel.0049 - (0) 89-53 20 76

Bundesinteressengemeinschaft Geburtshilfegeschädigter e.V.
Nordsehler Str. 30, D-31655 Stadthagen
Tel. 0049 - (0) 57 21-7 23 72

Deutsche Arbeitsgemeinschaft Selbsthilfegruppen
Friedrichstr. 28, D-35392 Gießen
Tel. 0049 - (0) 6 41-9 94 56 12

Eltern werden – Eltern sein e.V.
Gießerstr.17, 45473 Mühlheim/Ruhr
Tel. 0049 - (0) 2 08-75 66 33

Förderverein für Früh- und Risikoneugeborene
„Das Frühchen e.V.", Frau Glasstädter
Artäckerstr.5, D-76646 Bruchsal
Tel. 0049 - (0) 72 51-20 30

GEPS-Gesellschaft zur Erforschung des plötzlichen Säuglings - todes e.V., Baden-Württemberg
Postfach 41 02 62, Karlsruhe 41
Tel. 0049 - (0) 72 04-6 82, Fax 0049 - (0) 72 04-77 45

La Leche Liga Österreich e.V.
Postfach, A-6240 Rattenberg
Tel.0043 - (0) 21 62-6 62 05

Redaktion Zwillinge, Marion v. Gratkowski
Postfach 17 17, D-86887 Landsberg am Lech
Tel. 0049 - (0) 81 91-96 67 39, Fax 0049 - (0) 81 91-96 67 40

Notmütterdienst Familien und Altenhilfe, Bundeszentrale
Tel. 0049 - (0) 69-77 90 81 oder 77 66 11

Schutzverband für Impfgeschädigte
Bahnhofstr. 40, 57548 Kirchern
Tel. 0049 - (0)2741-930296

Untersuchungsstelle des Landes Baden-Württemberg
für angeborene Stoffwechselstörungen
Universitätskinderklinik, PKU Labor, INF 150
D-96120 Heidelberg
(Info-Mappe kann angefordert werden.)

Verband alleinstehender Mütter und Väter e.V. (VAMV)
Beethovenallee 7, D-5173 Bonn
Tel. 0049 - (0) 2 28-35 29 954

Geburtshäuser in Deutschland nach Postleitzahlen geordnet

AWO-Schwangerschafts-, Geburts- u. Familienzentrum
D-01277 Dresden, Tel. 03 51-33 61 07 oder 3 25 63
Frauenarzt u. Hebammenpraxis Bühlau GbR
D-01324 Dresden, Tel. 03 51-26 99 80
IRIS e.V. für Frauen und Familie – Geburtshaus
D-06114 Halle (Saale), Tel. 03 45-5 21 12 32
Geburtshaus Gera, D-07548 Gera, Tel. 03 65-81 42 87
Geburtshaus am Arnimplatz, D-10439 Berlin, Tel. 0 30-4 45 86 77
Geburtshilfe Praxis Maureen Armonies, D-10715 Berlin, 0 30-87 86 03
Kreuzberger Geburtshaus e.V., D-10967 Berlin, Tel. 0 30-69 40 9
Gynäkologische Praxis Carmen Birke, D-10999 Berlin, Tel. 0 30-5 12 55 16
Geburtshaus Steglitz ,D-12165 Berlin, Tel. 0 30-79 70 15 97
Geburtshaus Hohenschönhausen, D-13053 Berlin, Tel. 0 30-98 69 51 15
Geburtshaus für eine selbstbestimmte Geburt
D-14059 Berlin, Tel. 0 30-3 25 68 09
Geburtshaus Lüneburg, D-21339 Lüneburg, Tel. 0 41 31-3 60 33
Geburtshaus Stade – Hebammenpraxis, D-21680 Stade, Tel. 0 41 41-60 02 73
Geburtshaus Hamburg e.V., D-22765 Hamburg, Tel. 0 40-3 90 78 63
Geburtshaus Kiel e.V., D-24103 Kiel, Tel. 04 31-6 11 68
Hebammen-Praxis Bremen, D-28209 Bremen, Tel. 04 21-34 80 01
Geburtshaus Celle, D-29223 Celle, Tel. 0 51 41-3 51 61

Hebammenpraxis Clarita Wermuth, D-29399 Wahrenholz, Tel. 0 58 35-3 99
Geburtshaus Hannover, D-30177 Hannover
Levana e.V. Geburtshaus Hildesheim, D-31134 Hildesheim
Geburtshaus Hameln, D-31785 Hameln, Tel. 0 51 51-94 03 87
Geburtshaus Kassel e.V., D-34117 Kassel, Tel. 05 61-1 43 07
Hebammenpraxis Borken, D-34582 Borken,
Geburtshaus Marburg, D-35037 Marburg, Tel. 0 64 21-16 21 21
Entbindungshaus „In den Brunnengärten", D-35394 Gießen
Geburtshaus Fulda, D-36093 Fulda-Künzell, Tel. 06 61-3 23 26
Geburtshaus Düsseldorf e.V., D-40776 Düsseldorf, Tel. 02 21-46 66 99
Geburtshaus Wuppertal e.V., D-42109 Wuppertal, Tel. 02 02-76 36 76
Ambulante Geburtspraxis, D-48336 Sassenberg, Tel. 02 58-8 84
Kölner Geburtshaus e.V., D-50733 Köln, Tel. 02 21-72 44 48
Geburtshaus Aachen e.V., D-52076 Aachen, Tel. 02 41-60 72 80
Geburtshaus Soest e.V., D-59494 Soest, Tel. 0 29 21-3 32 53
Geburtshaus Frankfurt/Main, D-60431 Frankfurt/Main, Tel. 0 69-52 72 82
Hebammenteam Dr. Lüdicke , D-61169 Friedberg, Tel. 0 60 31-98 80
Geburtshaus OSAN, D-64342 Seeheim-Jugenheim, Tel. 0 62 57-8 26 99
Entbindungsheim Karin Neureither, D-69181 Leimen, Tel. 0 62 24-7 12 73
Entbindungsheim Haarburger, D-72762 Reutlingen, Tel. 0 71 21-23 90 23
Frauenärztliche Gemeinschaftspraxis, D-74523 Schwäbisch-Hall
Ambulantes Operationszentrum u. Geburtshaus
D-76135 Karlsruhe, Tel. 07 21-85 79 63
Hebammenpraxis Klarck, D-76437 Rastatt, Tel. 0 72 22-3 72 22
Hebammenpraxis Lichtblick, D-79111 Freiburg, Tel. 07 61-44 24 23
Dr. Bischofberger, D-79539 Lörrach, Tel. 0 76 21-17 13 20
Geburtshaus München, D-80636 München, Tel. 0 89-16 41 84
Geburtshaus Nannhofen, D-82291 Nannhofen, Tel. 0 81 45-51 70
Hebammenpraxis Reich, D-87456 Altusried, Tel. 0 83 74-66 86
Hebammenpraxis Zehn Monde, D-89077 Ulm, Tel. 07 31-6 02 36 37
Hebammenpraxis / Geburtshaus D-90427 Nürnberg, Tel. 09 11-3 26 35 03
Geburtshaus Regenbogen, D-91413 Neustadt a.d. Aisch, Tel. 0 91 61-14 69
Geburtshaus im Capitol, D-96052 Bamberg, Tel. 09 51-3 51 15
Geburtshaus Bewußte Geburt und Elternschaft
D-99096 Erfurt, Tel. 03 61-3 46 06 43

Literaturverzeichnis

Boericke, W.: *Homöopathische Mittel und ihre Wirkungen*, Verlag Grundlagen und Praxis, Leer 1995

Clarke, John H.: *Der Neue Clarke*, Stefanovic-Verlag, Bielefeld 1990

Guernsey, H.: *Homöopathie in Gynäkologie und Geburtshilfe*, Similimum Verlag Stefanovic, Ruppichteroth 1995

Hering, Constantin: *Homöopathischer Hausarzt*, Haug-Verlag, Heidelberg

Kent, J.T.: *Arzneimittelbilder*, Haug-Verlag, Heidelberg, 1995

Lockie/Geddes: *Frauenhandbuch der Homöopathie*, Sandmann-Verlag

Mendelsohn, Dr. med. Robert S.: *Wie Ihr Kind gesund aufwachsen kann, auch ohne Doktor!*, Verlag Mahajiva 1990

Roy, Ravi und Lage-Roy, Carola: *Selbstheilung durch Homöopathie*, Droemer Knaur Verlag, München 1992

- *Kinder mit Homöopathie behandeln*, Droemer Knaur Verlag, München 1997
- Homöopathische Ratgeber:Lage & Roy Verlag, Murnau

Nr.6 Schwangerschaft — *Nr.8 Geburt*

Nr. 9 Säugling – Wochenbett — *Nr.10 Kinderkrankheiten*

Nr. 12 Grundlagenwissen

Shephard, Dorothy: *Das Wunder der unsichtbaren Kraft*, Erfahrungen einer homöopathischen Hausärztin, Lage & Roy Verlag, Murnau 1995

Yingling, W.A.: *Handbuch der Geburtshilfe*, Barthel & Barthel-Verlag, Hohenschäftlarn 1985

Buchbesprechung

BUCHBESPRECHUNG

Ravi Roy und Carola Lage-Roy

FORSCHUNGSSKRIPTEN

Supervisionsprotokolle über zwei Jahre

Bibliotheksleineneinband mit Goldprägung
208 Seiten

Die Forschungsskripten sind aus den Protokollen des Arbeitskreises von 1989–91 entstanden. Unter der Leitung von Ravi Roy und Carola Lage-Roy fand eine Supervision statt, wobei die Schüler ihre schwierigen Fälle vorstellten und grundlegende Fragen diskutiert wurden. Aus den Fällen und Diskussionsrunden entstand eine Fülle von wertvollen Informationen, nach denen man oft lange sucht.
Mit diesem Band möchten wir einen Einblick in die Vorgehensweise der homöopathischen Behandlung mit LM-Potenzen und Hochpotenzen vermitteln, Unterschiede und Ähnlichkeiten der Mittel vergleichen und die Wesen der Mittel näher vorstellen.
Gerade für den Anfänger ist es oft nicht einfach, sich in dem unendlichen Wissensschatz der Homöopathie zurechtzufinden. Anhand dieser Fallbesprechungen können Sie sich mit der Theorie und Praxis der Homöopathie vertraut machen.

31 Fallbesprechungen

Aus dem Inhalt:

- 25-jährige Frau: Urticaria
- 21-jährige Frau: Bulimia nervosa
- 8-jähriges Mädchen: Neurodermitis
- 61-jähriger Mann: Asthma

Möchten Sie gerne wissen...

- ⇨ Welche Potenzen sich bei Hautausschlägen bewährt haben? (Seite 174)
- ⇨ Wann Placebos eingesetzt werden können? (Seite 152)
- ⇨ Was eine positive Reaktion ist? (Seite 79)
- ⇨ Welche Menschen C-Potenzen besser als LM-Potenzen vertragen? (Seite 31)
- ⇨ Warum man bei Neurodermitis nicht ohne weiteres Tuberculinum als erstes Mittel einsetzt? (Seite 59)

...dann sollten Sie gleich die Forschungsskripten bestellen!

Buchbesprechung

A. und D. Pulford / Ravi Roy

Pneumonie

Lungenentzündung homöopathisch behandeln

Bibliotheksleineneinband
Golddruck und Schutzumschlag
1998, 192 Seiten, gebunden

In einer Zeit, in der die Menschen immer resistenter gegen Antibiotika werden, kommt der Behandlung der Lungenentzündung mit Homöopathie eine zukunftsweisende Bedeutung zu. Den Kern dieses Buches bildet eine Materia medica, in der die wichtigsten Mittel, vor allem bei Pneumonie, aber auch bei allen anderen Arten von entzündlichern Erkrankungen der Lunge,vorgestellt werden. Ein übersichtlich angeordnetes Repertorium erleichtert vor allem im Notfall die Suche nach dem richtigen Heilmittel. Ergänzt wird das Buch durch eine Arzneimittellehre von den bekannten Homöopathen Farrington, Nash und Tyler, sowie einen Beitrag von Ravi Roy.

- Der Aufsatz von Ravi Roy über den miasmatischen Hintergrund der Lungenentzündung ist für die Behandlung von großem Wert!
- Roy gibt Therapievorschläge, wie man die schädlichen Folgen von Antibiotika abmildern und die Gesundheit nach einer Antibiotikabehandlung mit Hilfe der richtigen Ernährung und spezieller homöopathischer Mittel wieder aufbauen kann.
- Dieses Buch eignet sich auch vorzüglich zur Behandlung aller Arten von Husten!

Herbert A. Roberts

Repertorium der Empfindungs-Symptome

Als-ob-Symptome in der Homöopathie

1998, 400 Seiten, gebunden

Dieses Repertorium der Als-ob-Symptome ist einzigartig, weil der Großteil der Symptome in keinem Index, auch nicht in den erweiterten Repertorien auf der Basis von Kent, die zum Teil nur auf Englisch zu erhalten sind, zu finden ist. Es kann immer wieder vorkommen, daß die normale Repertorisation das Simillimum nicht herauskristallisiert. Besonders in solchen Fällen bietet dieses Spezialrepertorium einen Anhaltspunkt für ein ähnliches Mittel, welches im großen Repertorium fehlt oder in der Repertorisation nicht so deutlich erscheint. Das vorliegende Repertorium *„Als-ob-Symptome“* versucht, diese Lücken zu schließen. Es ist eine hervorragende Hilfe zum Finden des Simillimums.

❖

Es ist das umfangreichste
deutschsprachige Repertorium
der Als-ob-Symptome.

❖

Homöopathische Ratgeber

Die "Homöopathischen Ratgeber" haben eine lange Entwicklungsgeschichte hinter sich. Aus den vielen Fragen, die immer wieder von Kursteilnehmern, Therapeuten und Laien gestellt wurden, entstand die Idee, eine Schriftenreihe über diese Themen herauszugeben. Sie wendet sich an alle, die an der Homöopathie interessiert sind – sowohl Laien als auch an Therapeuten.

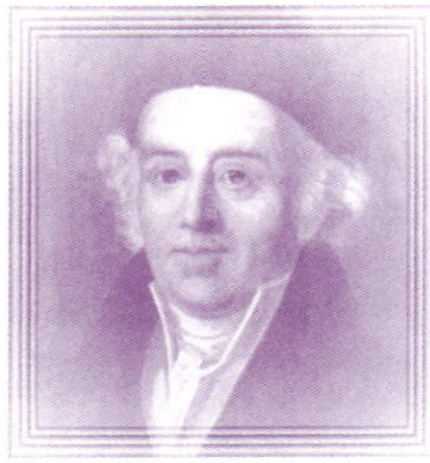

HR 1 REISEN, auch Tropenreisen
Reiseübelkeit, Jetlag, Klimaanpassung, Prophylaxe und Behandlung bei Tropenkrankheiten: Malaria, etc., Durchfall, giftige Pflanzen uva.
144 Seiten **16,80 DM**

HR 2 NOTFÄLLE
Operationsbegleitung und Nachsorge, Wunden, Sportverletzungen, Verbrennungen, Erfrierungen, Vergiftungen, Zeckenbiß, Insektenstiche, Sonne und Hitze, Atmungsnotfälle, Angina pectoris *80 Seiten* **DM 12,80**

HR 3 IMPFSCHÄDEN
Impfung aus homöopathischer Sicht, Impfblockaden, schwere Impfschäden (von Dr. Buchwald), Risiken des Tine-Test, Impffolgen, Was Eltern vor und nach der Impfung wissen sollten; Rechtshilfe *80 Seiten* **DM 12,80**

HR 4 HOMÖOPATHISCHE PROPHYLAXE
Sanfter Schutz vor Kinderkrankheiten: Nosoden, Hauptmittel, Genius epidemicus; Folgen der Meningitis- + MMR-Impfung
36 Seiten **DM 9,80**

HR 5 GRIPPE / INFLUENZA
Stärkung des Immunsystems, Wesen des tuberculinischen Miasmas, Grippe- und Nachbehandlung, Risiken der Grippeschutzimpfung, heilsames Fieber, Fieberkrampfmittel, Zungendiagnostik *40 Seiten* **DM 9,80**

HR 6 SCHWANGERSCHAFT
Ängste, Übelkeit, Sodbrennen, Verstopfung, Anämie, Ödeme, Placenta praevia, Rhesusfaktor, Abort. Vorgeburtliche Tests, Medikamente, Bildschirmarbeit *72 Seiten* **DM 14,80**

HR 7 AIDS
Kritische Auseinandersetzung mit der herrschenden Lehrmeinung, Gegenüberstellung von Dogmen und Tatsachen, echte Ursachen für ein geschwächtes Immunsystem, Erläuterung der homöopathischen Therapie. *120 Seiten* **DM 18,80**

HR 8 GEBURT ***NEU!***
Homöopathie zur Geburtsvorbereitung und -begleitung, bei schmerzhaften Wehen, als Dammschutz, Gefahren der Routinemaßnahmen, z.B. Ultraschall, bei Eklampsie, bei Kaiserschnitt und vieles mehr. *ca. 40 Seiten* **DM 14,80**

HR 9 SÄUGLING - WOCHENBETT
Stillprobleme, Wochenbettdepression, Gelbsucht, Säuglingserbrechen, Blähungen, Rachitisprophylaxe, Hib-Impfung, Nabel, Stillprobleme, Milchunverträglichkeit, Wochenbettmassage, Öleinreibungen *160 Seiten* **DM 29,80**

HR 10 KINDERKRANKHEITEN
Behandlungen von Scharlach, Masern, Windpocken, Mumps Röteln, Keuchhusten
40 Seiten **DM 12,80**

HR 11 ZÄHNE
Amalgam-Ausleitung, Fluorproblematik, Kariesprophylaxe, Ausleitung von Betäubungsmitteln, Zahnarztangst, homöopathische Schmerzmittel, Kieferregulierung. *80 S.* **DM 14,80**

HR 12 GRUNDLAGENWISSEN
Grundlagen der Homöopathie; Mythen und Vorurteile; Biographie Hahnemanns; Anekdoten; homöopathischer Kriminalroman; fiktives Interview. *96 Seiten* **DM 22,50**

HR 13 RADIOAKTIVITÄT, OZON UND SONNE
Arzneimittelprüfungen+Erfahrungsberichte: Plutonium, Radium bromatum, Röntgenstrahlen; Schutz vor Ozon und Sonne, Ernährungstips, bestrahlte Lebensmittel *72 S.* **DM 14,80**

HR 14 NEURODERMITIS
Wichtige Mittel, allgemeine Maßnahmen, Gefahren der Polioimpfung, Polionosode, Gegenüberstellung: Homöopathie und Klinische Ökologie, Allergieauslöser *40 Seiten* **DM 14,80**

HR 15 IMPFFOLGEN UN IHRE BEHANDLUNG
Neue Mittelbilder: Polio- und Tetanusnosode; Impffolgen wie Allergien, Neurodermitis, Autismus, Konzentrations- und Lernschwierigkeiten *62 Seiten* **DM 12,80**

HR 16/17 MENSCH UND TIER
Mittel für Hunde, Katzen, Pferde; miasmatische Bedeutung des Fleischverzehrs; Ungezieferbefall, Wurmkur, Neu: Tollwutprophylaxe! *116 Seiten* **DM 26,00**

HR 18 VÖGEL, GEFLÜGEL UND ZIERVÖGEL
Behandlung der wichtigsten Krankheiten. *80 S.* **DM 14,80**

HR 19 SCHULSCHWIERIGKEITEN
Ein Ratgeber für Eltern, Lehrer und Erzieher. Arzneimittelbilder und Fallbeschreibungen. Konzentrationsprobleme, Schulangst oder Unlust, Probleme in der Pubertät, Depressionen, Lese- u. Rechtschreibschwäche *112 S.* **DM 19,80**

HR 20 DAS WESEN DER ARZNEIMITTEL
Die Wesen der homöopathischen Mittel werden von Ravi Roy lebendig und einprägsam in Form einer spannenden archetypischen Geschichte dargestellt. Die Symptomenkomplexe, wichtigsten Merkmale und charakteristischen Symptome sind detailliert ausgearbeitet. *112 S.* **DM 24,90**